别让生气伤了你的身体

杨建宇 ◎ 编著

编委：杨志敏 史 晓

生气会影响家庭和谐，
学会包容，掌控情绪

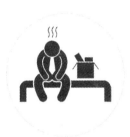

长期压抑和生气，
会让你的身体免疫力下降

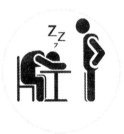

调养好自己的身体，
让疾病和精神不振远离你

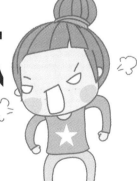

江苏凤凰科学技术出版社

图书在版编目（CIP）数据

别让生气伤了你的身体 / 杨建宇编著 . -- 南京：
江苏凤凰科学技术出版社，2015.10
ISBN 978-7-5537-5555-7

Ⅰ . ①别… Ⅱ . ①杨… Ⅲ . ①保健－基本知识
Ⅳ . ① R161

中国版本图书馆 CIP 数据核字 (2015) 第 246266 号

别让生气伤了你的身体

编　　　者	杨建宇	
责 任 编 辑	刘　强　　孙连民	
责 任 校 对	郝慧华	
责 任 监 制	曹叶平　　方　晨	

出 版 发 行	凤凰出版传媒股份有限公司
	江苏科学技术出版社
出版社地址	南京市湖南路 1 号 A 楼，邮编：210009
出版社网址	http://www.pspress.cn
印　　　刷	北京建泰印刷有限公司

开　　　本	880mm × 1230mm　　1/32
印　　　张	9
字　　　数	160 千字
版　　　次	2016 年 1 月第 1 版
印　　　次	2016 年 1 月第 1 次印刷

标 准 书 号	ISBN 978-7-5537-5555-7
定　　　价	28.00 元

图书如有印装质量问题，可随时向我社出版科调换

前　言

　　健康已经成为当今社会广泛关注的问题，这也表明人们的健康面临着很大的威胁。影响人们健康的因素有很多，其中一个非常重要的因素是心理因素。心理因素对疾病的产生、防治有密切关系，消极的心理因素能引起许多疾病；积极的心理因素则有益身体健康。医学临床实践和科学研究证明，生气这种消极的情绪会严重损害身心健康。人在大怒之下，身体内的肾上腺素激增，心率加快，血管收缩，各器官的功能会失调，严重时将直接导致疾病，如心律不齐、肝脏脂肪增加、内分泌系统失调、免疫机能下降、胃部功能紊乱、肺健康受损害等。可见，生气是伤身的一大祸根。

　　生气这种情绪对一个人的健康的影响已不容忽视，因此我们要学会控制情绪，控制心中的怒火，不要轻易乱发脾气和经常生气。只有将自己易怒的情绪调节好了，身心健康才会多一分保障。那么该从哪些方面着手，控制心中的怒气呢？本书就告诉你答案。

本书分为八章，较为详细地介绍了生气对身心的危害，并介绍了用饮食、中药、运动、经络疗法调节情绪的健康知识，分别针对女性、男性、老人推荐了情绪调适措施。其内容全面，深入浅出，通俗易懂，科学实用，可供读者阅读参考。希望读者能够从中受益，及时缓解"愤怒"这种坏情绪，调养出一个好身体。

目　录

第三章　本草中药谨慎用——心宁神安身舒畅

第四章　运动强身又健心——轻松甩掉坏脾气

第五章　舒经通络养生——血脉畅通心气顺

第六章 女性情绪调适——让好心情为美丽加分

第七章　男性情绪调适——乐而养身心欢愉

第八章　老人情绪调适——心宽气顺，一身轻松

附 录

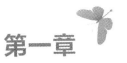

第一章

生气愤怒火气大，既伤心情又伤身

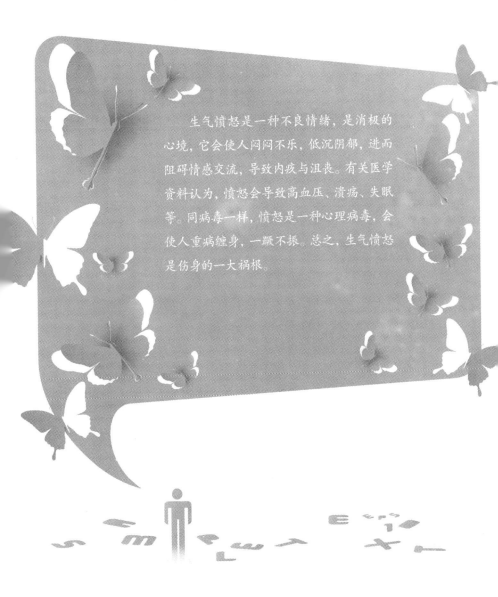

生气愤怒是一种不良情绪，是消极的心境，它会使人闷闷不乐，低沉阴郁，进而阻碍情感交流，导致内疚与沮丧。有关医学资料认为，愤怒会导致高血压、溃疡、失眠等。同病毒一样，愤怒是一种心理病毒，会使人重病缠身，一蹶不振。总之，生气愤怒是伤身的一大祸根。

生一次气，全身都受伤

　　不论是在生活还是工作中，不顺的事情会时有发生。面对种种不顺心的事情时，总会有人没完没了地抱怨，一直耿耿于怀而不能释怀。但是抱怨也好，不能释怀也罢，最终对身体没有一点点的好处。因为，人一旦为这些事情恼羞成怒，就容易产生愤怒情绪，而把愤怒压在心头必然有损身体的健康。生气是百病之源，从中医角度来看，生

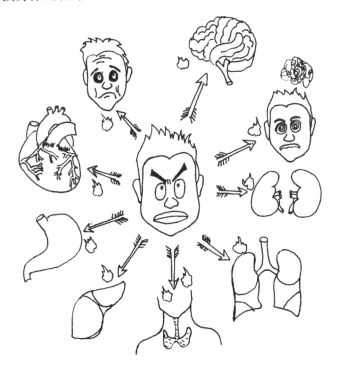

别让生气伤了你的身体

气至少有以下 10 大害处：

1. 伤脑

气愤之极，可使大脑思维突破常规活动，往往做出鲁莽或过激举动，反常行为又形成对大脑中枢的恶劣刺激，气血上冲，还会导致脑出血。

2. 伤神

生气时由于心情不能平静，难以入睡，致使神志恍惚，无精打采。

3. 伤肤

经常生闷气会让你颜面憔悴、双眼浮肿、皱纹多生。

4. 伤内分泌

生闷气可致甲状腺功能亢进。

5. 伤心

气愤时心跳加快，出现心慌、胸闷的异常表现，甚至诱发心绞痛或心肌梗死。

6. 伤肺

肺是人体的呼吸机，《素问·阴阳应象大论》说："天气通于肺。"就是说通过肺的呼吸作用，实现机体与外界环境之间的气体交换，以维持生命体的活动，而生气时，会加快吸气的频率，缩短呼气的时常，肺泡不停地扩张，根本无法收缩，使肺得不到休息，肺气失宣。生气时的人呼吸急促，可致气逆、肺胀、气喘咳嗽，危害肺的健康。

7. 伤肝

人处于气愤愁闷状态时，可致肝气不畅、肝胆不和、

肝部疼痛。

8. 伤肾

经常生气的人，可使肾气不畅，易致闭尿或尿失禁。

9. 伤胃

气滞之时，不思饮食，久之必致胃肠消化功能紊乱。

10. 伤乳房

也称之为乳癖，中医认为多因情志内伤，肝郁痰凝，痰瘀互结乳房所致，也因冲任失调，气滞痰凝所致。

爱生闷气，肝脏最容易受伤

常见这样一种人，性格内向，有事喜欢憋在心里，生气也是闷头不语。这种情况对身体尤其是对肝脏是有百害而无益的。

爱生闷气的人容易肝气不疏，还会连累脾胃，导致人们食欲不振、消化不良和腹泻，在吃饭时与别人发生争吵也会出现这种症状。大怒伤肝，过度愤怒可使肝气横逆上冲，出现面红目赤、头痛、头晕的症状，经常发火的人容易失眠、工作效率低、记忆力变差。

肝气郁结还可能导致抑郁情绪或内分泌紊乱，比如出现月经不调、皮肤长痘长斑等。从西医的角度来看，人生气时，体内会分泌一种叫"儿茶酚胺"的物质，作用于中枢神经系统，使血糖升高、脂肪酸分解加强，血液和肝细胞内的毒素相应增加，堆积于肝，从而损伤肝脏。

肝在志为怒

提起怒，人们都不会陌生。怒是人在情绪激动时的一种变化，是人对外界刺激的情志反应之一。由肝之精气所化，故说肝在志为怒。

人在应当生气时而轻微发怒，属正常的情志活动，可发泄心中的郁闷，使肝气疏泄正常，气血调畅，不会致病。但是突然的大怒或经常发怒，过度愤怒，则易损伤肝脏。

怒志人人皆有，但大怒或郁怒不解，对于机体是一种不良的刺激。大怒暴怒，可导致肝气升发太过，表现为烦躁易怒，激动亢奋，称为大怒伤肝；郁怒不解，则易致肝气郁结，表现为心情抑郁，闷闷不乐，称为"郁怒伤肝"。**怒由肝之精气所生，若肝之精血不足，不能涵养怒志，或肝阴不足，肝阳偏亢，则稍有刺激，就会发怒。**《杂病源流犀烛》中也指出："治怒为难，惟平肝可以治怒，此为医家治怒之法也。"临床辨证属郁怒者，当以疏肝解郁为治；属大怒者，当以平肝降逆为治。

所谓"怒则气上"，气上也称气逆，包括气机上逆和横逆两个方面。由于肝主疏泄，主阳气升发，调节人体的气机和血的运行。当人体受到不良刺激发怒时，过度愤怒，引起肝失疏泄，就可导致肝的气机逆乱，阳气升发太过，血随气逆，可见面红目赤、呼吸急促、或间而呕血，甚至昏倒。经常暴怒，则损伤人的阴血，出现头昏、目赤、舌红等症。反之，肝的阳气亢盛或阴血不足，阳气升发太过，则稍有刺激，即易发怒而使肝气横逆，影响脾胃，可见腹胀、泄泻、恶心或吞酸、呕吐等症。

愤怒会让人生"火气"

忧郁、愤怒、思虑过度都会使身体机能失去平衡状态而生"火气"，让人上火。临床常见的"上火"类型有：

1. 心火

分虚实两种，虚火表现为低热、盗汗、心烦、口干等；实火表现为反复口腔溃疡、牙龈肿痛、口干、小便短赤、心烦易怒等。

2. 肺火

主要表现为干咳少痰、痰中带血、咽疼音哑、潮热盗汗等。

3. 胃火

分虚实两种，虚火表现为轻微咳嗽、饮食量少、便秘、腹胀、舌红、少苔；实火表现为上腹不适、口干口苦、大便干硬、舌苔黄腻。

4. 肝火

常称一些情绪容易激动的人为"肝火大"。其实，一般俗称"肝火大"的体质还有下列症状：口干舌燥、口苦、口臭、头痛、头晕、眼干、睡眠不稳定、身体闷热、舌苔增厚等。

5. 肾火

主要表现为头晕目眩、耳鸣耳聋、发脱齿摇、睡眠不安、五心烦热、形体消瘦、腰腿酸痛等。

上了火该怎么办？生活中要注意劳逸结合，饮食上要注意多吃富含维生素的蔬菜水果，多喝水，少吃辛辣煎炸食品，少抽烟喝酒。另外，**上火和心理状态也有密不可分的关系，保持乐观积极的生活态度其实是最好的"灭火剂"。**

心中有怒气，血压会增高

研究发现，强烈的焦虑、紧张、愤怒、惊吓、恐惧、压抑等情绪波动，以及长期繁重的劳动和过度的精神疲劳，是原发性高血压的诱发因素。当人在愤怒或痛苦时，由于动脉外周阻力的增加，致使舒张压明显上升。

生气时人处于应急状态，说得通俗一点，就相当于在为战斗做准备，精神高度紧张。**生气时人体的肾上腺素分泌增加，从而导致心率增快，血压增高。**这种情况下，一方面，机体会全面调动储备能力，消耗的能量就大；另一方面，对于血压高的人、具有微动脉瘤的人或者血管畸形的人来说，血压突然升高，血管容易破裂，从而导致脑中风。

此外一项研究发现，原发性高血压的形成还与人的性格有关系，容易激动、争强好胜、雄心勃勃、常感到时间不够用而心理压力很大的人、或过于耿直的人、胆小怕事的人、常常忧郁苦闷的人，比较容易患高血压。

另外，在既往没有心脏病的成年人中，爱发火、常对人怀有敌意的人，患心脏病的风险比其他人高19%；那些明明生气了却强忍着不发火的人，心脏病发作的可能性高出一倍。这是因为总将愤怒情绪憋在心里，其血压会反复升高，最终导致心血管系统受损。因此高血压患者或高血压高危人群，一定要留意自己的血压，尽快压住怒火。

带"怒气"入睡，会严重影响睡眠

西方有句俗话："永远不要带着怒气上床"。一项发表在美国《神经学杂志》上的研究发现，与清醒的状态相比，睡眠可能让人对糟糕经历的记忆更加牢固，那些让人愤怒

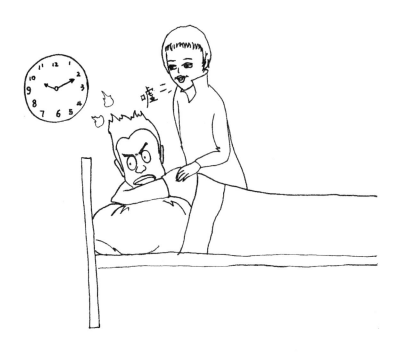

的画面会更长久地出现。

另外，带着"怒气"入睡，还会让人的心跳加快，呼吸急促，导致失眠或严重影响睡眠质量。**因此要告诉自己，晚上生气着急也没用，不如先宣泄怒气，睡一个好觉再说。**

年轻时脾气暴躁，后患无穷

美国科学家所做的一项研究表明，那些从大学时代就脾气暴躁的年轻人，在今后岁月里出现健康问题的概率较那些脾气温和的同龄人要大。**研究人员同时表示，这些脾气暴躁的年轻人并不注定一辈子都会不健康。如果随着年龄的增大，他们能够逐渐学会控制和改变自己暴躁性格的话，那么他们的健康状况仍有望得到改善。**

研究人员发现，从人的整个发育过程来看，脾气暴躁通常出现在青春期后期。为此，他们对 2 000 名从 60 年代中期开始上大学的白人受试者的脾气状态以及 23 年以后他们的健康状况进行了研究。研究结果表明，在大学时代就显现出脾气暴躁的年轻人步入中年后的健康问题多多。这些人多会抽烟成瘾、酗酒，并常常伴随着没有社会支持的不安全感。这些人多在 90 年代开始患有肥胖症，同时，患忧郁症的比例较高，家庭生活多为不和谐。

研究人员还发现，在这些人中间，有些人随着年龄的增长脾气有了较大的改善，所以上述情况则不与他们为伍。但是，也有一些人，脾气随着年龄的增长同步增长。这些人患忧郁症和肥胖症的危险是其他人的两倍。

研究人员表示，研究结果表明，人们应在年轻时就开始学会不要暴躁，遇事要冷静，这样才有助于人在今后的生活中保持良好的健康状况。

脾气有变，当心疾病来袭

在脾气变化的背后，常常隐藏着多种严重的疾病。这类疾病中最常见的主要有以下几种：

1. 精神分裂症

脾气改变若发生在青壮年尤其是青年人身上，首先应考虑患精神病，而最常见的又是精神分裂症。病人的主要表现是：情感淡漠，对周围的人和事漠不关心；意识清楚，但思维紊乱，讲话内容缺乏内在联系等。

2. 老年性痴呆

如果是 60 岁以上的老年人，在记忆力下降之后，发现其性格变得主观、固执、急躁、喜怒无常、自私、多疑、常常为生活小事而争吵，和家人处不来时，甚至蛮横无理或行为古怪，幼稚或愚蠢，让人啼笑皆非，难以捉摸。这时要想到老年人最常见的疾病——老年性痴呆。

3. 慢性疾病

常见的有：肺心病——出现幻觉，言语错乱或行为反常等；肝硬化——出现烦躁、易怒甚至毁物、打人等粗暴行为。

4. 更年期综合征

如果更年期妇女出现性格改变，变得急躁、好生闷气、好挑剔，或抑郁、焦虑不安，或合并有乏力、失眠、多汗、心悸等植物神经失调症等，应想到更年期综合征。

脾气不好的人容易患感冒

　　心情和脾气与感冒的关系非常密切，富有幽默感的人得感冒的几率非常小。相反，那些性格怪异、心情不好的人则更容易得感冒，且得了感冒要多花好几天才能恢复。

英国南安普敦大学的尤里·吉德，对 63 名住在养老院里、年龄在 80 岁以上的老年人进行了调查，仅以老年男子为例，在两个月的跟踪调查中，研究人员发现心情乐观、经常大笑的男子身体非常健康，与那些整天心情郁闷的老人相比，有非常明显的差异。一天到晚老是愤世嫉俗、暴躁易怒、与他人搞不好关系、性格怪异的人得感冒的危险要比别人大得多。只有那些有幽默感的人，也就是说那些有能力看到生活光明一面，对年龄持乐观态度的人身体才健康。

所以，坏脾气的人应该注意纠正一下，学得幽默一些，这有助于提高机体的免疫力，不易得感冒。

秋燥易怒，可能"气"出糖尿病

近年来科学研究发现：不良情绪和精神因素也是糖尿病的重要致病原因，也就是说，生气也能"气"出糖尿病来。因此，医学上已把糖尿病归属于身心疾病范畴。

糖尿病的发病病理在于体内胰岛素的分泌不足或相对不足。胰岛素分泌的多少除了受有关内分泌激素和血糖等因素的调节外，还直接受植物神经功能的影响。**当人处于**

紧张、焦虑、恐惧或受惊吓等情绪时，交感神经兴奋，会直接抑制胰岛素分泌，同时交感神经还会促使肾上腺素分泌增加，也间接地抑制了胰岛素分泌。

如果这种不良情绪长期存在，则可能引起胰岛 β 细胞的功能障碍，使胰岛素分泌不足的倾向被最终固定，进而导致糖尿病。尤其是在燥热的秋天，人更容易发怒，如果不能有效地控制自己的情绪，则很有可能"气"出糖尿病来。

心情不愉快，当心胸肋痛

当精神上受到刺激、心情不愉快时，不少人会感到腹部胀满，两肋隐隐作痛，同时伴有乏力、嗳气、食欲减退等表现，这就是临床上所说的"结肠肝曲综合征"和"结肠脾曲综合征"的症状。

"结肠肝曲综合征"常出现右上腹胀或压迫感，可伴有上腹及右前胸疼痛，而且胀气越严重，疼痛越明显。每当肛门排气后，疼痛可大为减轻或消失。这种疼痛还可向右肩、背等处放射，易被误诊为肝胆疾患。"结肠脾曲综合征"则以右上胸腹处胀痛为主，常向左肩、背放射，且痛无定处，可伴有胸闷不适、胸骨下端压迫感及心悸等。

中医认为，情志不舒易造成气分郁结、气滞不通，以

至"**肝失条达，肝气犯胃、肝脾不和**"。现代医学研究也发现，人的心理变化会影响到人体各组织、器官的功能，其中也包括消化系统。因为人在烦恼生气时，往往会在不知不觉中吞入大量气体，有时多达数升，虽然这些气体大部分通过嗳气而嗝出，但仍有一部分进入肠腔；另外，心情不畅，还影响到管腔内脏的植物神经系统，致使消化道的蠕动功能减弱。食物在大肠内停留过久，在肠腔内各种细菌的作用下，不断分解发酵，也产生大量的气体。这些气体特别容易积聚在结肠转弯的地方，即解剖学上的"肝曲"、"脾曲"之处。结果，肠管积气膨胀，牵拉、刺激末梢感觉神经而出现两肋疼痛等症。

赌气进食，身体会吃不消

现代医学研究表明，人在愤怒和紧张时，胃液分泌量会大量的增加，胃酸也会相应增多，而过量的胃酸则会破坏胃黏膜的屏障，从而引起胃黏膜损伤性病变。且人在生气时会减少胃的血流量，从而引起胃动力减弱，使得长时间停留在胃部的食糜和胃液混合物对胃黏膜会造成伤害。研究还发现，生气时会摄入更多高油、高脂肪、高糖的食物。面对这顿突如其来又不健康的"大餐"，消化系统可能受影响，导致腹泻或便秘等问题。

别让生气伤了你的身体

　　人难免有不如意、生气的时候，有很多人会选择大量进食缓解情绪，但是这种做法会对身体带来伤害。生气导致胃肠道功能紊乱，饮食不当的话就会加重胃肠道功能负担，所以在赌气时非常想进食的话，就去吃那些富含营养、易消化的食物，适量食用的话是安全的。**当心情非常不好时，通常会感觉到腹部有明显的饱胀，其实这是胃在发出警报，不可以再勉强进食了，赌气进食只会让身体吃不消。**

吃饭前后动怒有损身体健康

　　常言道，人生之不如意十之八九，愤怒、烦闷的情绪总是难以避免。但是，古人告诫我们："怒后不可便食，食后不可发怒"。意思是说，吃饭前后动怒有损健康。

　　中医认为，大怒伤肝。过度愤怒会使肝气横逆上冲，出现面红目赤，严重者还会呕血、晕厥。从西医角度看，人生气时，体内会分

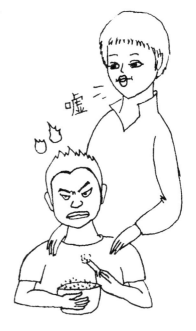

泌一种叫"儿茶酚胺"的物质，该物质能作用于中枢神经系统，使血糖升高、脂肪酸分解加强，血液和肝细胞内的毒素相应增加，堆积于肝，从而损伤肝脏。肝脏是人体消化系统中最大的消化腺，能分泌胆汁，储藏肝糖原，调节蛋白质、脂肪和糖的新陈代谢，还有造血和凝血作用。此外，肝脏还是人体最大的解毒器官，身体内的毒物、废物，吃进去的毒物、药物等都需要依靠肝脏解毒。所以，发怒之后马上吃饭，或一边吃饭一边生气，不但不利于消化，还相当于在"服毒"。

发怒之后，人们往往还会左思右想。中医认为"思伤脾"，伤脾会出现嗳气、恶心、呕吐、腹胀、腹泻等消化道症状，还会导致气血不足，出现乏力、头晕、心慌、贫血等症状。

西医认为，发怒会引起交感神经兴奋，作用于心脏和血管上，使胃肠中的血流量减少，蠕动减慢，食欲变差，严重时，还会引起胃溃疡。**所以，吃完饭后无论遇到什么不顺心的事，都不要动怒，以免影响消化，伤及气血。**

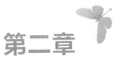

第二章

调节饮食，吃出健康与好心情

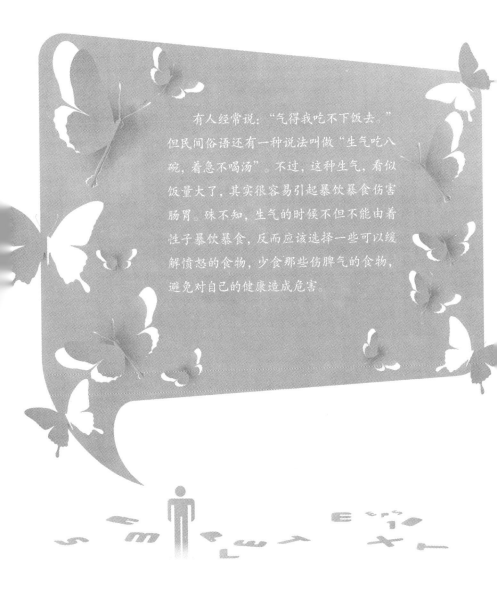

有人经常说："气得我吃不下饭去。"但民间俗语还有一种说法叫做"生气吃八碗，着急不喝汤"。不过，这种生气，看似饭量大了，其实很容易引起暴饮暴食伤害肠胃。殊不知，生气的时候不但不能由着性子暴饮暴食，反而应该选择一些可以缓解愤怒的食物，少食那些伤脾气的食物，避免对自己的健康造成危害。

热天吃肉多，容易让人烦躁

闷热的天气很容易让人心烦，感觉躁动不安。最近一项研究表明，在热天里"吃肉多"会更容易让人的情绪变坏。

人吃了大量肉食后，脾气会变得越来越烦躁。这是为什么呢？

首先，肉类中含有大量动物蛋白，会使脑中的色氨酸含量减少，导致人有侵略、忧虑和好斗的倾向。

其次，肉中含钙的比率不高，多吃会造成体内钙浓度太低，也会增加人易怒及暴躁的倾向。

最后，肉类中含有大量的饱和脂肪，过多摄入可使血管硬化，进而升高血压。血压增高是造成人情绪不稳定的一个重要原因。

几乎所有的肉类，包括内脏，都会不同程度地影响人的行为和情绪。所以，为了有一个好情绪，在热天还是少吃肉食为好。

盲目补铁，容易补出坏脾气

科学研究发现，过量补充铁元素，不仅会给心脏增加负担，而且导致急性铁负荷过重，铁负荷过重，最明显的

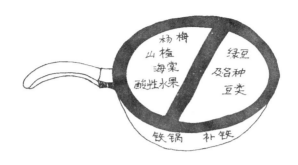

特征就是心气不够平和，容易上蹿下跳发脾气，严重的时候甚至会造成急性心肌梗死甚至全身性血液循环障碍。因此，补充铁元素应谨遵医嘱，忌滥补。

有许多人使用铁锅烹饪来补充铁剂，在使用铁锅烹饪的时候要尤其注意以下两点。

首先，**不能用铁锅烹煮杨梅、山楂、海棠等酸性水果**。因为这些水果当中含有大量酸性物质，这些物质与铁会发生化学反应。人吃了用铁锅烹煮的这些水果之后可能会引起中毒。

其次，**煮绿豆以及各种豆类也尽量不要用铁锅**。因为豆皮中的某些物质会与铁发生化学反应，生成一种有毒的黑色物质，这种物质不但会让绿豆汤汁变成黑色，而且会使人中毒。

多盐会让人更容易发火

吃盐过多既会给身体造成伤害，也会给心情和脾气造成巨大的负担。

从解剖学角度上说，每 1 克食盐进入人体，至少需要 200 毫升水来稀释。所以，食盐一旦摄入过量，人体内所需的水分自然也要增加，这就是为什么人吃了过咸的东西就会口渴的原因。可以想象一下，体内水分少了，经常处于"天干物燥"的情况，必然容易发火。

更为严重的是，吃盐过多，不仅仅会引起口渴，还会直接导致身体内水分增加，进而增加全身的血液容量，直接增加心脏负担，导致人全身水肿，甚至会出现全身性血液循环障碍的症状。

除此之外，长期吃盐过多，会让进入人体内的钠离子增多，从而导致人罹患高血压、高脂血症、代谢紊乱等疾病，甚至会导致心肌缺血致死；尤其是本来就患有肾炎、肝硬化的人，吃盐过多更是会加重水肿甚至会出现腹水。所以，如果每人每天摄入食盐量在 6 克以下，那就等于是给全身卸下了一个大包袱。

但是，少吃盐，并不是一个简单的事情。

随着市场的极大繁荣，物质生活越来越丰富，人们厨房当中的调味料也越来越多，人们不仅仅可以从食盐当中摄取盐分，而且通过鸡精、酱油、十三香等调味品也能摄取盐分。所以，即使我们有意控制了食盐的摄入，但是如果不控制其他含盐的调味品的摄入的话，也会造成摄盐超量。那么，对于已经习惯了重口味的人，应该如何减少食盐的摄入量呢？

首先，对于口味比较重的人来说，尽量不要一下子就减少食盐摄入，否则不但会造成食不甘味，而且会让人因为特别想吃盐而在短时间内一下子吃进很多重口味食品；其次，要充分发挥蒜、葱、姜、胡椒、花椒等调料的作用，让丰富的味道弥补食盐的不足。尤其是在吃方便面等速食食品的时候，尽量不放整包调料，而且尽量不要喝汤，因为大部分的盐分会溶解在汤里面。**此外，也应该尽量避免外出吃饭，因为大多数餐馆和食摊上的饭菜或者为了迎合顾客的口味，或者为了掩盖食材的不新鲜，往往会添加大量的盐分，所以能不外出吃饭，就尽量不要外出就餐。**

常吃粗棉籽油，脾气不会好

最新临床医学研究发现，过多食用棉籽油，对心情和脾气以及健康不利。因为棉籽来源不同，个别棉籽油当中至少含有 40% 的芥酸。芥酸被人体消化分解后，会变成一粒粒的脂肪微粒进入人体血液当中，对人体器官尤其是担任排毒急先锋脾气系统产生极大的危害，从而进一步对人体排毒产生不利影响，导致人的脾气越来越坏。

基于上述原因，脾气不好而且同时又是心脏病患者的人在选择烹饪用油的时候，应该尽量少吃或者不吃棉籽油，而是改选其他植物油，例如花生油、大豆油、葵花籽油、米糠油等等，以避免芥酸对心脏的危害。

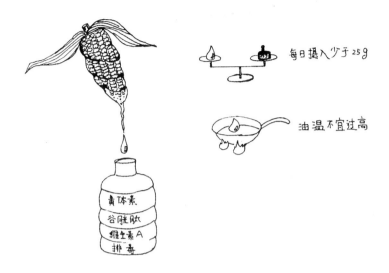

但是，只要是油，都是高脂肪食物，所以，无论是什么油，都要严格限制摄入量，才能保证我们的脾气好。

近年来，橄榄油、玉米油等富含大量不饱和脂肪酸的所谓"健康油"渐渐被人熟知，并且因其保健功效而备受推崇。与传统的食用油脂相比，健康油的单位热量较低，营养比较丰富。以常见的玉米油为例，玉米油不但内含的营养素种类较为丰富，而且保存较为完整的不饱和脂肪酸。无论凉拌还是炒菜，其略带玉米甜味的独特气味都能给人带来清新别致的嗅觉和口感享受。除此之外，**玉米油富含不饱和脂肪酸，有利于降低血液中的"坏胆固醇"，升高"好胆固醇"，对控制血脂大有益处。**

虽然"健康油"好处多多，但是，这些健康油的本质和其他食用油一样，都属于高热量食物，虽然每种玉米油榨取工艺不同，但是每百克玉米油中，至少含 80 克脂肪和

700 千卡热量。自然，过多摄入也会产生健康问题。

基于上述原因，玉米油、橄榄油等沸点较低的食用油，每天食用不宜超过 25 克，最好限制在 20 克以下，最好凉拌，而且在炒菜的时候，油温不能过高，否则会产生致癌物质，危害健康。

除此之外，很多敏感体质的患者，也不宜食用玉米油、橄榄油，以免造成过敏，发生危险。

鱼子、蛋黄伤害好心情

《素问·灵兰秘典论》载："心者，君主之官也，神明出焉。"说心是"君主之官"是说在全身所有脏器当中，心脏居于领袖的地位。在《黄帝内经》中，心脏也被古人看作统领五脏六腑的"君主"。现代医学已经证实，在人类思维活动的过程中，心脏和大脑处于同样重要的地位。可以这样说，如果一个人的心脏不够健康，即使还有正常的呼吸，也会"六神无主"，神智昏聩。因此，保养好心脏，不但关系到我们身体的强健，更关系到我们精神的健康。也就是说，只有心脏健康，心情才能好。因此，想要有好心情，首先要保证心脏的健康。

鱼子、蛋黄的主要成分就是脂肪。虽然鱼类蛋类的种类不同，脂肪含量也有所不同，但是所有鱼子和蛋黄的脂肪含量都在 50% 以上。根据最新的科学研究，长期吃鱼子、蛋黄等食品，会严重损害人的血管，尤其是对于那些已经出现动脉硬化的患者，鱼子、蛋黄的摄入量越多，血管的动脉硬化现象就越严重，自然对心脏的危害也就越大。心脏负担重了，心情自然就不会好。

吃得过饱，容易导致憋气

食文化，是中国的传统文化之一。面对琳琅满目的美食，很少有人能够管住自己的嘴巴。**很多人在吃得过饱之后，往往会出现喘不过气来的现象。**之所以会出现这种现象，首先是因为人在吃饱之后，**胃部体积变大，积压心脏和其他脏器，导致出现憋气。**其次，过量进食，意味着要有大量的血液流入胃肠道中帮助消化，也意味着流入心脏的血液也会大大减少，以至于造成心脏供血不足，而心脏供血不足，往往会导致心肌梗死和脑梗死。再者，长期吃得过饱的人，往往会导致腹腔内脂肪堆积过多，挤压心脏，造成心脏不适，时间久了，也会引发心脏疾病。心脏出了问题，心情也不会好！

为了避免这种现象出现，我们在吃饭的时候，应该尽量保证七成饱，而且要多吃蔬菜和水果，少吃肉类，保证营养平衡。

山楂吃多了，心情容易差

　　山楂是一种药食两用食材，具有消食开胃、化痰行气、化滞消积、活血散瘀等功效。但是，**心情一直不好的人，不能多食山楂。**

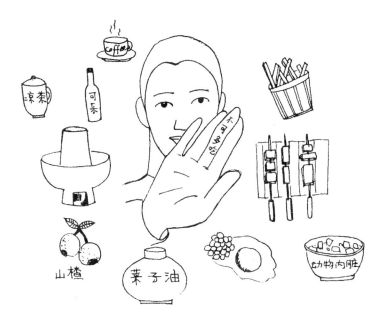

　　首先，对于女性心脏病患者而言，山楂会加速子宫收缩，从而连带加速心脏跳动，严重的时候甚至会导致心脏病发作。

　　其次，心脏病患者，大多有"心气不足"的问题，但是山楂恰恰是以"破气"的形式去消积滞的，所以一旦食用过多，必然会导致元气损伤，这对"心气不足"的心脏病患者来说更是雪上加霜。心气不足，情绪自然不会高，更别提有豁达的好心情了。

除此之外，山楂中果胶和单宁酸含量高，这些物质容易与心脏病患者经常服用的药物相克，抵消药效，甚至会与药物发生化学反应，产生有毒物质，危害心脏健康。

油炸食品过量食用伤心

最新医学统计结果显示，全世界大概有 30% 以上的心脏病发作与过量摄入油炸食品有着密切关系。之所以会这样，主要有以下几个原因：

1. 油炸食品含有大量的反式脂肪酸，人体摄入这种物质的量越高，心脏病发作乃至猝死的危险就越大。这是因为反式脂肪酸进入体内之后，不但难以被人体分解利用，而且会像垃圾一样阻塞血管，最终导致血栓的出现。

2. 反式脂肪酸还会堆积在血管壁上，导致血管壁变得又硬又脆，两方面的危害夹击之下，就容易导致血管破裂，产生意外。

3. 油炸食品是难以消化的，长期食用不但会给肠胃造成大量的负担，而且会导致很多本来应该流向心脏的血液流向肠胃，导致心脏缺血出现问题。

4. 大多数油炸食品都比较干，比较硬，在消化这些食品的时候，需要消耗人体大量的津液，使得本来就属火的心脏更干更燥，长此以往，必然会导致种种心脏疾病。

5. 高温油炸的烹调方式易使食物中的营养物质，尤其是维生素受到严重损失。因此，油炸食物味道虽好，实际上却是没有什么营养的垃圾食品。

现在大多数油炸食品所用的油都是多次使用的，其中含有大量的致癌物质，加上油炸食品在下锅之前往往会出于色泽和口味的需要添加亚硝酸盐进行腌制，而这些物质都会对身体造成危害，尤其会间接或者直接严重损害心脏健康。心脏出了问题，心情也不会好。

烤制食品会对身心造成危害

很多人喜欢吃烧烤食品，而且很多人认为烧烤食品没有多余的油脂，甚至其中部分脂肪已经在高温下化作液体滴落，因此在他们看来，烤制食品比较健康。然而，事实并不是这样，长期食用烤制食品，也会对心情和身体造成危害。具体来说，有以下几个方面的危害。

1. 烧烤食物普遍具有脂肪高、热量高的特点，长期食用这些食物，必然会给心脏造成危害。

2. 烧烤食品在制作过程中，会产生大量的焦油和有害物质，因此，吃烧烤对健康的危害性等同于吸烟。

3. 烧烤食品大多性质十分燥热，容易导致心火亢盛，引起上火。

4. 烧烤食物往往存在不能完全熟透，容易导致寄生虫感染等食品安全隐患。

所以，无论是从食物营养，还是从食品安全角度来说，烧烤食品对于好心情来说都是禁忌。

误食火麻仁，会损伤心情

火麻仁一直被民间看做通便解毒的良药，尤其是巴马长寿村被媒体报道之后，甚至产生了这样一种传言——据说著名的长寿村——巴马的长寿老人就是服用火麻仁而长寿的。另外，不少体质较弱的人，为了达到解除便秘的目的，还会长期服用火麻仁。殊不知，这种所谓良药，其实对心情和脾气有着很大的危害。

火麻仁含有毒蕈碱及胆碱等很多有毒物质，少量食用，对一般健康人危害不大，若大量食入（60～120 克）可发生中毒。临床症状表现为恶心、呕吐、头晕、胸闷、腹泻、四肢麻木、烦躁不安、精神错乱、手舞足蹈、谵语、狂躁、脉搏增速、瞳孔散大、昏睡以致昏迷。临床报道上述症状大多在食后 0.5～2 小时内发病，最长 12 小时，中毒程度之轻重与进食量的多少成正比。但其病理变化是可逆的，预后良好。除此之外，火麻仁果皮中可能含有麻醉性树脂成分故用时宜除净果皮以防中毒。

别让生气伤了你的身体

火麻仁的害处在妇女身上体现得尤其明显，如果妇女误食了大量的火麻仁，往往就会损伤心情和脾气，其主要表现就是恶心呕吐，腹泻，小便不利，同时小便带血，月经期间妇女如果服用大量火麻仁还会出现血崩现象，怀孕期间的妇女服用火麻仁，甚至会导致滑胎、流产或者早产。

频繁吃火锅容易导致脾气大

冬天，天气寒冷，人们都喜欢吃火锅。不过吃了火锅以后非常容易上火，严重的还出现一些偏热症状，甚至引发某些疾病。

火锅里的汤水煮久了，汤水就变得燥热，再加上鸡肉、羊肉、狗肉等都偏温，这就是"燥上加燥"。所以，经常吃火锅的人易上火，出现咽喉肿痛、声音嘶哑、口腔溃疡、口唇干裂、小便赤黄等症状。上了火的人，脾气又怎么可能好呢？

最重要的是，火锅中的食物经过多次涮烫后产生大量的有毒物质，这些物质都会对五脏造成危害，尤其是某些吃火锅喜欢喝汤的人，更是容易被火锅伤身、伤心的高危人群。

过量食用榴莲，身体会上火

现代科学和营养学的研究发现，榴莲是营养价值极高的水果，经常食用可以强身健体，滋脾补气，补肾壮阳，是一种极具有滋补功效的水果。在泰国，榴莲常被用来当作病人和产后妇女补养身体的补品。

1. 榴莲性热，因此可以活血散寒，缓解女性经期疼痛症状，尤其适合受痛经困扰的女性食用。同时，它还能改善腹部寒凉，促进体温上升，是寒性体质者的理想补益佳品。用榴莲的果壳和骨头一起煮汤喝，一直是民间传统的食疗方，用来治疗各种体寒病症。

2. 榴莲含有较高的糖分，还有淀粉、蛋白质、脂肪、钙、铁、磷和多种维生素，可健脾补气、补肾壮阳，同时还能够促进肠胃蠕动，帮助消化。

但要注意，榴莲是属于热性水果，千万不可多吃，如果不慎吃多了，会引起便秘、上火、胃胀、呼吸困难等症状。

橘子吃多了，身体"火气"大

橘子含水量高、营养丰富，含大量维生素 C、枸橼酸及葡萄糖等十余种营养物质。食用得当，能补益肌体，特别对患有慢性肝炎和高血压患者，多吃蜜橘可以提高肝脏解毒作用，加速胆固醇转化，防止动脉硬化。**适当食用橘子可增进食欲，但如食用不当反而无益。**

橘子中含有大量糖分，吃 1 千克橘子能产生 1 400 卡热量。当过多吃橘子后产生的大量热量不能及时转化为脂肪贮存，人体活动的需求又消耗不掉时，就会造成体内热量供过于求的状况，引起肌体功能的紊乱，而出现舌干燥、咽喉痛、便秘等现象，也就是人们常说的"多吃橘子会上火"。

另外，吃橘子过多，对儿童的口腔、牙齿、胃黏膜也有危害。 小儿若过量食用橘子，所产生的热量即不能转化为脂肪贮存在体内，又不能及时消耗掉，便会积聚引起"上火"，表现为口腔炎、牙周炎、咽喉炎和便秘等。

进食快餐也伤情绪

快餐因为食用方便，所以已经成为现在许多年轻人的就餐选择。虽然大多数人都知道吃多了快餐对身体不好，而且容易发胖，但可能大多数人不知道，快餐吃多了，最受伤的是自己的心情和脾气。

快餐会损伤脏器，主要原因是大多数快餐属于高热量高蛋白的食物，吃得过多，会导致体内的血尿酸浓度升高。 血尿酸浓度升高对脏器的毒性非常大，很容易造成脏器尤其是肾发生病变，严重者还会发展成慢性肾功能衰竭即尿毒症。

其次，可乐等软饮料、运动饮料普遍为高度酸性饮料，饮用后必然会让体内酸碱度在短时间内明显发生剧烈变化，长期过度摄取，必然会给心情和脾气带来负担。除此之外，吃得太咸、太甜、太油，蛋白质吃得太多都会加重脏器的负担，脏器就容易生病。脏器不健康，心情自然不会好。

除此之外，吃快餐的人大多没有时间和耐性细嚼慢咽，往往是狼吞虎咽，还有人会一边看手机或者一边看书一边吃饭，食物根本得不到很好的咀嚼。这不但妨碍消化，还会对心情和脾气造成极大的危害。

由此可知，快餐虽然便捷美味，但是对于我们的健康来说，绝对不是一个好的选择。为了我们的身体健康，还是应该少吃快餐，尤其要少吃洋快餐。

饮料也会损害心情

虽然大多饮料酸酸甜甜的，口味独特，可由于饮料中普遍酸性较重，饮用后会在短时间内改变人体的酸碱平衡，而酸碱平衡被破坏之后，直接损伤的就是心情和脾气。加之很多饮料当中都含有大量的添加剂和色素，这些物质日久天长，堆积在身体的脏器当中，必然会对人的身体造成很大的伤害。

随着生活和工作节奏的加快，越来越多的人会在疲劳的时候，饮用一些提神饮料，实际上，这些提神饮料当中不但具有上述饮料当中伤害心情和脾气的成分，而且还含有大量的兴奋成分，这些成分不但刺激心情和脾气，而且会伤害心脏等器官。

所以，为了身体的健康以及有一个好心情，还是少喝饮料为好。

空腹喝茶易伤脾气

茶不仅具有解渴、提神的功效，还可增进营养，预防疾病，是最好的天然养生饮品，是我们中华民族的"国饮"。

很多人认为，饮茶可以培养恬淡的心情，但是茶可不是随便怎么喝怎么好，空腹喝茶就会伤身。这是因为空腹喝茶可稀释胃液，从而降低消化功能，加上水分吸收率高，致使茶叶中不良成分大量入血，并且随着循环系统进入脏器，加重脏器的负担，对心情和脾气引起一系列不良刺激，产生尿频尿急等现象。严重者还会发生急性中毒，所以民间才有"饮了空腹茶，疾病爬上身"的说法。

哪些人不适合喝凉茶防上火

凉茶，实际上用药性寒凉和能消解人体内热的中草药加水煎煮而成的"中草药水煮液"。尽管也叫"茶"，但它与普通茶具有不完全相同的功效。传统的茶叶泡成的茶水多含有能兴奋提神的咖啡因，饮后能让人暂时消除疲劳，提高工作效率，晚上饮浓茶则让人入睡困难。

凉茶不具备这些特点，它的主要功效是清凉解暑祛火，普通的茶这方面的功能远不及凉茶。因此，喜欢喝凉茶的人或者需要喝凉茶的人，也不可用普通的茶水来代替凉茶。

喝凉茶可以预防上火，但有些人则不适合用凉茶来预防上火。

1. 月经期和产褥期妇女

女性月经期和产后身体极为虚弱，尤其对冷热的刺激极为敏感。如果由于天气热而不加节制地饮凉茶，虽然可以感到胃内一时的凉爽，但这些药物吸入血液后，寒凉的刺激就会使血流滞涩缓慢，甚至形成瘀血，引起痛经、月经不调、经量减少，严重的还有可能引起大出血、闭经。

2. 脾胃虚弱的人

服用性质寒凉的凉茶，会伤及脾胃，使本来就虚弱的脾胃更加虚弱。脾胃更伤，正气受损，还会因免疫力降低导致许多其他疾病。

3. 阳虚的人

这类人多为常坐办公室的白领，症状多为怕冷、四肢发凉、面色苍白、大便稀溏、小便清长等现象。这些人再喝凉茶就等于"雪上加霜"，使阳虚症状加重。

4. 儿童和老年人

儿童是纯阳之体，特别容易上火。但喝凉茶并不是预

別让生气伤了你的身体

防孩子上火的好办法，因为儿童的脾胃调节功能尚处在建立和完善的阶段，对外来药物的寒凉刺激不能及时调整和适应，反而会因为药物直接作用于脾胃影响消化吸收，出现腹痛、腹泻。**老年人由于阳气渐弱，器官功能衰退，同样会因为凉茶刺激而出现消化系统病变，以及阳气大损的一系列症状。**

酒中暗藏对心情的"杀机"

　　我们经常会看到人们相互敬酒、相互劝酒的场面，殊不知，在这"敬"和"劝"中其实暗藏着对心情的"杀机"。因为酒精不但伤肝，更伤心。

　　酒精对心脏造成危害的机理较为复杂，但是酗酒容易造成心律不齐以及心房扑动却是一个不争的事实。根据临床医学调查研究，上述病症多发于彻夜饮酒之后，所以在国外又被称为"假期心脏症候群"（Holiday Heart Syndrome）。这类疾病不仅仅会导致心脏不适，严重的时候还会导致猝死。尤其是短时间内过量饮酒，还会导致心房颤动，急性心力衰竭以及急性心肌梗死等病症。避免这类疾病发生的唯一方法，就是戒酒。

　　很多人认为："喝酒可以疏通心脉和心脑血管。"那么这种说法到底是不是正确呢？根据最新的临床科学研究成果，少量饮酒确实可以加速血液循环，并且对人体内血栓的形成具有一定的抑制作用，但是一旦过量，酒精就会对心脏产生危害。除此之外，喝过酒的人都知道，喝过酒之后，往往会浑身出汗，而且会口干舌燥，这就是酒精消耗了身体过多的津液所导致的结果。如果长期无节制饮酒，那就等于是把心脏放在酒精炉子上炙烤一样，必然会给心脏带来巨大的损伤。心脏负担大了，必然会影响心情。

酒后饮茶伤心情和脾气

许多人由于缺乏医学常识，酒后往往爱饮茶，想以之解除酒燥，化积消食，通调水道。但是因为酒味辛甘，入肝、肺二经，饮酒后阳气上升，肺气增强；茶味苦，属阴，主降。酒后饮茶，特别是饮浓茶，往往会导致咖啡因快速进入血液，导致心情激动，而产生对心情和脾气不利的一系列因素。

酒精进入肝脏后，通过酶的作用分解为水和二氧化碳，经心情和脾气排出体外。而茶碱有利尿作用，浓茶中含有较多的茶碱，它会使尚未分解的乙醛（酒精在肝脏中先转化为乙醛，再转化为乙酸，乙酸又被分解为二氧化碳和水）过早地进入心情和脾气。而乙醛对心情和脾气有很大的损害作用，易造成寒滞，导致小便频浊、阳痿、睾丸有坠痛感和大便干燥等病。所以，酒后最好不要立即饮茶，尤其不能饮浓茶。最好吃些瓜、果或饮果汁，既能润燥化食，又能醒酒。

李时珍就在《本草纲目》中对酒后饮茶的危害作了明确的表述：酒后饮茶伤肾，腰腿坠重，膀胱冷痛，兼患痰饮水肿。所以为了身心的健康，酒后尽量不喝茶，尤其是浓茶。

清淡饮食，让性情变得温和

长期保持清淡饮食的人，性情比较温和。**一项研究证实，因为蔬菜、水果中含有大量血清素，具有让人增强睡意的能力，能降低人的攻击性。**

因此，在日常生活中巧妙进行饮食搭配，可以降低食物对情绪的负面作用。蔬菜中含有丰富的碳水化合物、纤维素、铁、钙及其他营养成分，可以起到一定的败火润燥作用。在主食方面，应少吃方便面和奶油蛋糕，因为里面的椰子油、棕榈油和可可油等成分，含大量饱和脂肪酸，会升高胆固醇和血压，让人情绪烦躁；应多吃五谷杂粮，如燕麦、糙米和全麦面包等，它们富含可溶解性纤维，能够在肠内与脂肪结合而降低血压。

此外，气温超过35℃时，出汗多致使血液黏稠度升高，也会引起人烦躁不安的情绪，多喝水可以起到让血液稀释的作用，让心情平和下来。

情绪易波动，宜增酸"散气"

　　随着现代社会竞争越来越激烈，工作压力也越来越大，人体往往会产生大量的乳酸，而乳酸蓄积到一定程度，就会刺激心脏和其他各个脏器，使人情绪极易波动，并且易怒。这个时候，不妨喝点用水果或者粮食酿造而成的天然食醋，有效消除或减轻疲劳感。

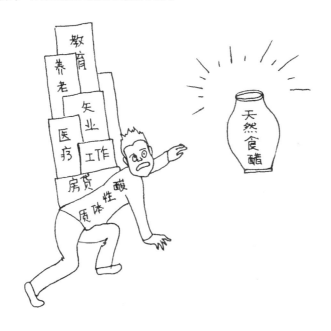

　　中医传统理论"酸甘化阴"，意思是说食入酸甜的食物可以转化为阴气，让人因为压力频频上升的心火迅速降下来，从而有效压制怒火。因此多摄入酸味食物，可有效

稳定情绪，并改善睡眠。睡眠改善了，精神好了，自然不会那么容易生气。

除此之外，酸味食物还可以有效软化血管，预防血管内的脂肪和胆固醇的堆积，从而保证心脉通畅。这样，即使偶尔生气，也不会产生太严重的后果。

但是，酸味食物绝对不是吃得越多越好，以我们常见的食醋为例，健康人每天摄入食醋不要超过一汤匙，而且最好用温开水稀释后再喝，以免腐蚀牙齿和胃黏膜。在选择酸性食物的时候，尽量选择具有天然酸味的食物，例如酸木瓜、酸菠萝以及以碎米、麸皮、高粱、玉米等粮食或者以苹果、柿子为原料酿造的食醋等，尽量避开那些具有"化学酸味"的食品。需要注意的是，吃酸虽好，但是患有胃溃疡和体内胃酸过多的人尽量不要大量吃酸，以免加重病情。

苦味食物能清心败火

吃饭大有学问，远远不是填饱肚子就好，也不是吃点山珍海味就是吃好了，而是要吃对。中医学认为，食物有酸、苦、甘、辛、咸 5 种基本的味道，不同食物有不同的味道。不同的味道与人体五脏各有其亲和性。

早在 2000 多年前，中医经典著作《黄帝内经》就提出人要健康，就要吃五色、五味食物。五色是指青赤黄白黑，可应肝心脾肺肾，五味即酸苦甘辛咸，可滋补肝心脾肺肾。五味分入五脏，各有阴阳偏差，"辛甘发散为阳，酸苦涌泻为阴，咸味涌泻为阴，淡味渗泄为阳。"人体作为内外统一的有机整体，通过五味、五色调和并且顺应五态，就可以调整人的容颜和身体。

苦入心，性苦的食物可以清心败火。心里清净，火气自然就小，也就不容易发怒了。中国人认为，不偏不倚成就了大道中庸，中庸不是一条特立独行的路线，而是一种融合的结果。事实上，养生也是这样，找到一个尽可能多的结合点，往往是养生能很好发挥疗效的总则。比如养心要吃苦性食物，这是一个孤立的原则，再结合时间来考虑，中医说"夏养心"，那么再结合饮食来看，往往会收到很好的养生效果——尤其是夏天需要调理脾气的时候，应多吃苦性食物。

心为"火脏"，火多了将变成炎症。上火最好吃点苦性的食物。换句话说，心如果出现了"火灾"，是需要用"苦味"之水来浇灭的。因为，在中医看来，苦的食物具有清热解毒和消炎泻火的功能。最好的苦味食物应是苦瓜，苦瓜不管是凉拌、热炒还是煲汤，只要能把苦瓜做熟且不失青色，都能达到去火的目的。**除苦瓜外，其他苦味食物也有不错的去火功效，如苦菜、杏仁、灵芝、茶叶、苦丁茶、银杏茶等，都为心脏所喜欢。**

需要强调的是，吃苦味食物虽可以让人远离上火的烦恼，但苦味食物不可过食，因为吃得太多或者长期食用容易损伤脾胃，引起恶心、呕吐等不适。同时苦味食物容易损伤人体的阴液，"阴涸则死"。所以，苦味食物要适当地吃才能发挥最好的功效。

容易发脾气的人宜多喝苹果汁

西方有句谚语："每天一苹果，医生远离我。"**在所有水果当中，苹果是禁忌最少、适应面最广、敏感人群最少的水果。**苹果富含维生素 C，可以提高人体免疫力，有效改善心脏功能。除此之外，苹果当中丰富的果胶和膳食纤维可以清理肠道，阻碍部分脂肪被人体吸收，滋养体内津液。体内一片滋润，自然脾气就会好。

不过，很多人在食用苹果的时候，往往会因为苹果本身的凉、硬、酸等问题"望而却步"。因此，为了心脏健康，心脏病患者可以将苹果榨汁食用，怕冷的话，可以适当用热水加热，但是切勿长时间高温加热，否则会导致营养尽失；如果怕酸，可以在苹果汁当中添加蜂蜜。

很多人在打完果汁之后，往往会把果渣扔掉，其实，喝果汁的时候，完全可以有意地在果汁当中添加一部分果渣，这样不仅可以增加果汁中的膳食纤维，还可以让果汁口感变得更加顺滑、饱满。同时，膳食纤维可以有效排出身体毒素，身体毒素少了，体内的火气可能就会小了。

多钾食物可预防暴脾气

对于暴脾气的人来说，高血压是严重危害身体健康的疾病之一，因此，暴脾气的人想要身体健康，就要保持血压平稳。目前，医学界对于高血压的主要的缓解办法就是服用利尿剂，而利尿剂的最主要成分就是钾元素。那么，钾元素对于改善暴脾气到底有什么作用呢？

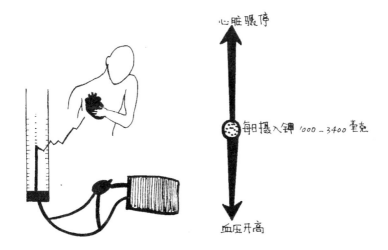

钾在人体当中发挥的最大作用，就是维持身体中体液的平衡，防止血液当中水分含量过高，而血液当中水分含量过高是引起高血压的主要原因。除此之外，钾还可以有效防止和缓解机体的疲劳感和因为湿气太重产生的黏腻感等等，同时还可以有效预防由于暴脾气导致的中风的产生。

但是，**由于我们自身不能合成钾，所以想要得到足够的钾元素，就必须从饮食中摄取。**

对于暴脾气的人而言，摄取钾元素的最简单，最安全的方法就是多吃含有钾元素的食物，例如糙米、薯类植物、长南瓜、薏苡仁、荞麦、全麦食品、花生、杏、香蕉、小麦胚芽、哈密瓜、樱桃、芒果、橘子、瓜子等。

至于成人每天需要补充多少数量的钾，医学界并无统一标准。美国卫生部门组织一批专家编纂的《国民营养膳食指南手册》推荐剂量为（成人）每天应摄入4 700毫克钾，而世界卫生组织推荐的成人钾摄入量为3 510毫克。也有医学专家认为，成人摄入钾应因人而异，一般每天1 000~3 400毫克。

睡前一杯牛奶，第二天有个好心情

牛奶是生活中最为常见的一种营养饮品。饮牛奶不仅不会"上火"，还能解热毒、去肝火。中医认为牛奶性微寒，可以通过滋阴、解热毒来发挥"去火"功效，而且牛奶中含有多达70%左右的水分，还能补充夏季人体因大量出汗而损失的水分。睡前喝一杯牛奶，第二天也许就会有一个好心情。

在睡前喝一杯热牛奶可以让你睡得更香甜。牛奶中含有两种催眠物质：一种是色氨酸，能促进大脑神经细胞分

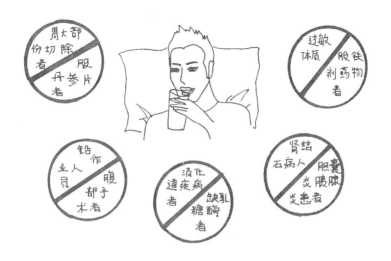

泌出使人昏昏欲睡的神经递质五羟色胺；另一种是对生理功能具有调节作用的肽类，其中的"类鸦片肽"可以和中枢神经结合，发挥类似鸦片的麻醉、镇痛作用，让人感到全身舒适，有利于解除疲劳并入睡，睡得好了黑眼圈自然也会减少。

此外，牛奶中的镁元素会促进心脏和神经系统的耐疲劳性。常喝牛奶还可以让皮肤变得更有光泽，这是因为牛奶中含有的氨基酸可以起到保湿效果，而乳酸则可以剥落身上的老化角质。此外，牛奶中所含的碘、锌和卵磷脂能大大提高大脑的工作效率，有利于胃及十二指肠溃疡疾病的痊愈，牛奶还有抗胃癌的功能。老人喝牛奶可补足钙质需求量，减少骨骼萎缩，降低骨质疏松症的发生概率，使身体柔韧度增加。

牛奶虽好，饮用时也要注意。有人在煮牛奶时，为了获得更好的口感，往往会给牛奶加糖，很多人为了使糖化得快，还常常把牛奶和糖一起煮，殊不知牛奶中的赖氨酸与糖中的果糖在高温下，会生成一种有毒物质——果糖基赖氨酸。这种物质不但不能被人体消化吸收，还会对心脏和心血管产生危害。**所以，如果实在想喝甜牛奶，最好等牛奶煮开后，晾至温热再放糖。**只有这样才能既满足了口感，又保养了心脏。

不过，还是有 10 种人睡前不宜喝牛奶。

1. 正在服铁剂药物者

当你正在服铁剂药物治疗缺铁性贫血时，如果喝牛奶中的钙质和磷酸盐会与铁剂药物结合影响药效。

2. 胆囊炎和胰腺炎患者

牛奶中含有较多的脂肪，其消化有赖于胆汁和胰腺酶的帮助，喝牛奶会加重病情。

3. 过敏体质者

这种人喝了牛奶容易发生腹痛、腹泻，有时也可发生荨麻疹、哮喘、鼻炎等。伤寒病患者这种病人喝牛奶后肠腔空内压力增高，甚至诱发肠出血或肠穿孔。

4. 肾结石病人

结石形成的最危险因素是钙在尿中浓度短时间突然增高。睡前喝牛奶 2 ~ 3 小时后，是牛奶中钙通过心情和脾气排出的高峰，此时正处于睡眠状态，尿液浓缩，排出较慢易患结石。

5. 体内缺乏乳糖酶者

大家都知道这种问题也叫乳糖不耐症。牛奶中乳糖含量很高，乳糖不能直接被人体吸收，必须在消化道乳糖酶的作用下水解为半乳糖和葡萄糖才能被吸收，如果乳糖酶缺乏，乳糖就不能被吸收。

6. 患某些消化道疾病者

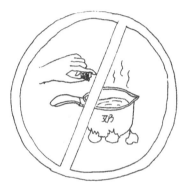

过去认为，牛奶是消化道病人的最好食品。最近研究表明，牛奶比普通食物更能促进胃酸分泌，从而加重和诱发消化道疾病。因此，患胃及十二指肠溃疡、溃疡性结肠炎、胆囊炎等消化道疾病的人最好不要喝牛奶。

7. 腹部手术者

这种人喝牛奶会导致肠胀气，不利于术后康复。

8. 铅作业人员

牛奶中的乳糖能促使铅在人体内吸收和蓄积，引起腹痛、腹泻。因而加重和引起机体铅中毒，出现头晕、失眠、易疲劳等症状。

9. 服丹参片的高血压和冠心病病人

丹参分子结构上有羟基氧、酮基氧，可与牛奶中的钙离子形成络合物，降低丹参药效。

10. 胃大部分切除者

这种人喝牛奶后，会产酸、产气，出现胀气、多屁、腹痛、腹泻等症状。

碳水化合物可以缓解压力

　　碳水化合物可以引发胰岛素的释放，胰岛素可以清除血液中的所有氨基酸而只留下色氨酸，这大大有利于色氨酸进入脑细胞。色氨酸是 5 - 羟色氨的前体，作为一种重要的神经递质，5 - 羟色氨可以起到镇痛、放松和令人平静的作用。这在一定程度上解释了为什么吃巧克力可以令人心情愉快。但几乎没有营养学家会建议人们通过吃糖果来获得好的心情，因为糖果由于吸收容易而使血糖增加得过快，很容易使人的情绪产生波动，并易于上瘾。

　　用碳水化合物食物改善情绪的正确做法是：选择那些需要比较长时间消化吸收的谷物、麦片和水果，它们可以使血糖长时间维持在一定的浓度上，让人们的心情稳定而愉快。

想要脾气好，多吃红色食物

　　饮食是健康的基础，"民以食为天"说的就是这个道理。中医学认为"药食同源"，所以吃好饭对人体的健康很重要。但是吃饭不能乱吃，因为不同的食物进入身体里的去向及效能是各不一样的。从身体健康来讲，中医学认为不同颜色的食物不仅可以治疗不同的疾病，还可以保证自身血"质"的良好。

《黄帝内经》说"赤为心"。即如果用五色来配属五脏的话，那么，赤色配属于心脏。而脾气不好、容易生气的人，大多心脑血管存在或大或小、这样那样的问题，所以脾气不好的人可多食红色食物。常见红色食物如红心红薯、红枣、番茄、胡萝卜、红辣椒、红豆、山楂、香椿、草莓等。

以红心红薯为例，据《本草纲目拾遗》等古代文献记载，红薯除了可健脾胃、强肾阴之外，还具有很好的"补虚乏、益气力"的功效，可以使人"长寿少疾"，还能补中、和血、暖胃、肥五脏等。从现代医学的角度来看，红薯含有丰富的淀粉、膳食纤维、胡萝卜素、多种维生素以及钾、铁、铜、硒、钙等10余种微量元素和亚油酸等，营养价值很高，每100克鲜红薯仅含0.2克脂肪，可产生414千焦（99千卡）热量，大概为大米的1/3，是很好的低脂肪、低热能食品，被营养学家称为营养最均衡的保健食品。

而来自日本国家癌症研究中心最近公布的20种抗癌蔬菜"排行榜"中，红薯名列首位，其他有芦笋、花椰菜、卷心菜、西兰花、芹菜、倭瓜、甜椒、胡萝卜、金花菜、苋菜、荠菜、茎蓝、芥菜、番茄、大葱、大蒜、青瓜、大白菜等。不过，需要说明的是，红薯虽好，不能一次吃个够，否则还会出现腹胀、胃灼热、打嗝、泛酸、排气等不适感，体质差者，一般不主张生吃，最好是蒸透煮熟了吃。

很多人喜欢把红薯当主食，但是红薯固然甜美，毕竟能量和营养比较单一，所以这里笔者为大家推荐一道红薯大枣粥：以红薯 150 克、红枣 8 枚、粳米 30 克，红薯切成块加适量水与大枣、粳米下锅煮，30 ~ 40 分钟后，还可以适量加入少量红糖食用。此粥不仅可以养心安神，还能治疗失眠。

很多爱发脾气的人，往往存在神经衰弱的问题，这个时候，不妨用红枣做一点红枣葱白汤，温服也能起到养心安神，收敛坏脾气的功效，对缓解坏脾气导致的失眠有很好的恢复作用。具体说来，就是用红枣 20 枚、葱白 8 根，把红枣泡发后加水 250 毫升，用中火煮 20 分钟后加入葱白，继续用小火煮 15 分钟即成。温服，每天 1 ~ 3 次，每次 150 ~ 200 毫升即可，还能健脾胃。

需要说明的是，赤入心，但并非红色食物吃得越多越好，也并非关于坏脾气的所有问题都可以用红色食物去平抑和防治。比如，如果阳气偏盛导致的脾气过大，需要做的就是滋阴抑阳，调养心肾，也就是要败火，这个时候从中医的角度来看，就要"以水济火"，因为水可以克制太盛之阳气火，所以，即使是养心，有时也需要进食一些木耳等黑色食物，以平抑盛阳，补益心气。

少食油腻辛辣食物，心脏才会健康

俗话说"病从口入"，心脏是人体的重要器官，想保护心脏就需要从饮食上减轻心脏的负担。**因为心脏属火，所以保护心脏的饮食就要以清淡为主，同时兼顾营养丰富，尽量保持饮食营养均衡。**尤其要少吃或者不吃油腻、辛辣的食物。

油腻、辛辣的食物不仅仅难以消化，而且脂肪含量也远远高于用其他烹饪方法制作而成的食物。同时，油腻、辛辣的食物过于燥热，往往会消耗人体大量的津液，导致心火上延，最轻度会造成脾气不好，稍微重一点就会出现口干口苦，重则导致急性心脏疾病发生，甚至会危及生命。

除此之外，在我们日常生活当中还有一类食品要注意，那就是酥皮点心。酥皮点心，一直是被中国人尤其是老年人喜欢的传统点心，有些老年人认为酥皮点心清淡、易消化，其实不然。从制作工艺上说，酥皮点心，一般是由猪肉或者黄油与面粉混合后制作成酥皮的，加之其馅心大多是由面粉与油脂制成，因此无论是从热量还是对身心危害的角度上说，酥皮点心的危害一点都不比油炸食物少。所以为了健康，人一定要少吃或者不吃酥皮点心。

常吃大蒜，可缓和脾气

提起大蒜，很多人首先会想到大蒜的杀菌消毒的功能，殊不知，大蒜也是一种药食两用的缓解怒气和压力的佳品。

日常生活当中，我们往往会有这样的体会，当我们吃了几个蒜瓣之后，虽然会辣得吐舌头，但是往往会觉得鼻腔口腔都通气，全身都舒服了，脾气也和缓了不少。

在传统的中医理论当中，大蒜具有辛辣通窍、温补肾阳的效果，相比较其他补肾中药来说，大蒜是一种最为安全的药食同源的补肾食物。**近年有，通过研究以及试验发现，长期吃大蒜，能够起到提升阳气的作用，阳气提升了，身体血液循环自然会加快，毒素自然也会快速排出体外，而这也可以充分证明大蒜的缓解怒气功效。**

除此之外，大蒜还有降低血脂、疏通血管的效果。现代人常由于不良的生活习惯而导致高血脂等问题，从某种意义上说这是肾病患者不断增加的间接原因之一。而吃大蒜却能促进血液健康，改善血液循环，从而也有利于改善我们的坏脾气。

值得一提的是，食用大蒜后，由于蒜素逐渐被人体吸收，从而缓慢地刺激了内分泌水平的提高，因此，大蒜对人体的作用是安全而且具有持续性的。

不过，在食用大蒜的时候，我们也应当注意要选择新鲜的大蒜食用，因为腐烂的大蒜不仅没有任何保健效果，反而有可能造成食物中毒。

坚果类——消除疲劳，安抚心情

坚果一般包括两大类，一类是树坚果，包括杏仁、榛子、板栗、白果（银杏）、开心果、腰果、松子、核桃、夏威夷果等；二类是种子，包括花生、南瓜子、葵花籽、西瓜子等。

坚果的营养十分丰富，不但含有大量的碳水化合物、脂肪、蛋白质等，还含有大量 B 族维生素、维生素 E 以及磷、钙、锌、铁等多种微量元素以及大量膳食纤维。除此之外，坚果当中还含有丰富的不饱和脂肪酸。

坚果当中所含的各种丰富的营养物质可以有效清除人体新陈代谢所产生的自由基，防止人体血管和心脏被氧化，还可以清理人体血管，调节血脂，降低心脏病的发生率。

不过，由于坚果含有大量的脂肪，所以要达到安抚心情的目的，就要控制食用量。尤其是容易上火的人群，以及正在减肥或者正在控制血压、血脂的人群不宜多吃。

健康食谱

核桃仁炒丝瓜

【原料】生核桃仁 50 克，丝瓜 200 克，精盐、橄榄油、白糖各适量。

【做法】

1. 丝瓜洗净去皮，切成 5 毫米左右的大厚片备用，核桃仁改刀；

2. 油锅在火上烧热，倒入橄榄油，随即倒入丝瓜和核桃仁翻炒；

3. 翻炒 1 分钟左右，加入 50 毫升左右清水，继续翻炒；

4. 加入适量白糖，快速翻炒，见糖化即离火；

5. 以少许精盐调味，即可食用。

【功效】 益心健脑、清热解毒、美容通便、去心火、安心神。主治因心火过盛导致的暴躁易怒，咳嗽痰多，口干舌燥以及便秘、小便赤黄、痤疮等症状。

【注意】 对丝瓜敏感的人严禁食用；另外，烹饪的时候，坚持少油少盐低糖的原则，只有这样，才能保证该菜具有保健功效。

薏苡仁——健脾益胃，宁心安神

薏苡仁，又称薏米，在《神农本草经》被列为上品，全国各省均有栽培种植。薏苡仁含有丰富的薏苡素、甾醇、氨基酸、维生素 B_1 等物质，所以薏苡仁不但能够利水渗湿，而且有助于清热排脓，防治肌肉风湿，同时还能健脾止泻。

在炎炎夏日，薏苡仁更是优良的养生食材，因为薏苡仁味甘性寒，可入脾胃肺经。因此薏苡仁可以治疗夏日常见的水肿脚气、食少腹泻，以及肺痈、肠痈等多种疾病；尤其是夏日炎热，更会让本来属"火"的心脏雪上加霜，而全国各地越来越严重的桑拿天更是对惧怕湿气的心脏的一种侵害。但是，薏苡仁最大的作用就是祛湿。

《本草纲目》中记载："薏苡仁阳明药也，能健脾，益

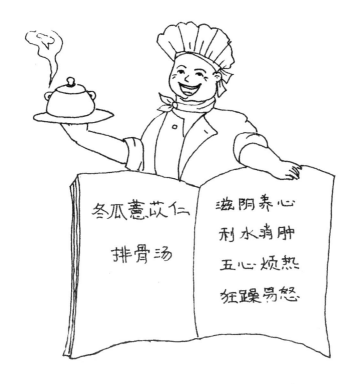

胃。虚则补其母，故肺痿肺痈用之。筋骨之病，以治阳明为本，故拘挛筋急，风痹者用之。土能生水除湿，故泻痢水肿用之。"《本草经疏》中记载："性燥能除湿，味甘能入脾补脾，兼淡能渗湿，故主筋急拘挛不可屈伸及风湿痹，除筋骨邪气不仁，利肠胃，消水肿令人能食。"《本草正》中记载："味淡甘，气微凉，性微降而渗，故能去湿利水，以其去湿，故能利关节，除脚气，治痿弱拘挛湿痹，消水肿疼痛，利小便热淋，亦杀蛔虫。"《本草新编》中也记载："最善利水，不至损耗真阴之气，凡湿盛在下身者，最适用之。"

别让生气伤了你的身体

由此可见，薏苡仁的最突出的作用就是排毒祛湿，消除水肿，从而达到其宁心安神的作用；加之薏苡仁的化痰消毒作用，使得薏苡仁可以有效预防因为痰瘀导致的心脏疾病；同时薏苡仁本身性质甘淡平和，所以薏苡仁本身是一种最安全的药食两用的食物。

也许很多人会发现，心情不好的时候，往往食欲不振。而食欲不振，尤其是没来由的食欲不振，往往是人体状况的"预警信号"，尤其是对于有心脏病或者有患心脏病风险的人来说，如果不是由于消化系统或者暂时的情绪导致的食欲不振，而是突然间的食欲不振或者胃胀，往往就说明心脏疾病正在恶化，或者是某些急性心脏疾病的"信号"。

心脏病患者食欲不振的原因很多，但是大多数原因是因为心脏功能不全导致体内供血不足或者有瘀血造成食欲不佳。当然，心脏病患者导致食欲不振还有一个原因，那就是因为心脏病病情突然严重，导致体内释放大量毒素，以至于导致食欲不振。

如果出现明显的食欲不振，一定不要掉以轻心，应该还要密切观察身体的其他情况，例如身体上有没有迅速的消瘦，下肢有没有明显的水肿等等，尤其是心脏功能不全的患者，更应该立刻去医院就诊。

不过，薏苡仁虽然是个宝，但是由于薏苡仁性寒，而且可以促进子宫收缩，所以孕妇以及虚寒体质的人不能食用，尤其在冬天更是不能食用。

健康食谱

冬瓜薏苡仁排骨汤

【原料】薏苡仁 50 克，排骨 150 克，冬瓜 200 克，水 1.5 升，葱、姜、精盐、黄酒、生抽各适量。

【做法】

1. 先将排骨在清水当中泡 3~4 个小时，以便泡去排骨当中的血水和杂质；

2. 冬瓜切成与排骨面积大小类似的薄片备用；

3. 薏苡仁反复淘洗后浸泡 3 个小时备用；

4. 排骨入冷水锅，锅中加适量黄酒烧开，撇去浮沫，晾凉撇去表面浮油，留汤和排骨备用；

5. 将排骨以及排骨汤放入瓦煲中，同时加入薏苡仁、冬瓜片、葱、姜，敞盖大火烧开后盖上盖，转小火炖 2 个小时以少许精盐调味，即可饮用；喝汤的同时可以用排骨蘸生抽吃。

【功效】滋阴养心、利水消肿。主治因为饮水过多导致的心脏负担过重、五心烦热、狂躁易怒等病症。

【注意】排骨应该尽量选择脂肪较少的部位，心脏病患者或者高血压患者可以去掉排骨，只用薏苡仁和冬瓜熬水日常代茶饮即可，这种饮料不仅可以有效消肿利水，而且是一道十分适合潮湿夏日"桑拿天"的清凉饮料。

黑芝麻——提神抗抑郁

传统中医学认为，黑芝麻能够滋补肝肾，涵养血脉，润肺补脾，黑发美容，润泽皮毛，消除便秘。可以这样说，黑芝麻是传统的滋补佳品。

据检测，每 100 克芝麻当中含蛋白质 19 克，脂肪 58 克，钙 500 多毫克，磷 300 多毫克，铁 40 多毫克，并且还含有花生酸、芝麻素、油酸、芝麻酚、硬脂酸、甾醇、棕榈酸、卵磷脂，以及大量的维生素 A、B 族维生素、维生素 D、维生素 E 等营养物质。芝麻当中丰富的营养不仅可以有效延缓人的衰老及美容，而且能够显著减少心脏组织中的过氧化脂质，使心脏的细胞膜免受自由基的损害，从而达到健脑增智、延缓衰老的目的。不少营养学者认为，芝麻当中的维生素 E 可以有效改善血液循环，从而显著促进新陈代谢。而芝麻中的芝麻素和芝麻酚的抗氧化能力是维生素 E 的 50 倍。**健康人每日服 20 克黑芝麻，就可以预防高血压和动脉硬化等心血管疾病。**

健康食谱

黑芝麻糊

【原料】黑芝麻 200 克，糯米 100 克，冰糖或者精盐适量。

【做法】

1. 黑芝麻淘洗干净，然后放到锅中，小火快速翻炒，当看到芝麻在锅中跳动时停火，备用；

2. 将芝麻碾碎，越碎越好，备用；

3. 糯米用料理机打成米糊备用；

4. 米糊加水入锅，加上碾碎的黑芝麻，不停搅拌，直至芝麻与米糊完全融合在一起，待米糊熟后根据自己口味用冰糖或者精盐调味。

【功效】 清理血管，消除便秘，有效预防动脉硬化，心情狂躁。

【注意】 腹泻者不宜多吃，肠胃功能较弱者，可以将糯米换成大米；糖尿病、高脂血症患者不宜加糖。

玉米——预防高血压，缓和脾气

玉米的营养价值很高。首先，玉米中含有大量的不饱和脂肪酸，以及大量的亚麻油酸，这些物质都有显著的降低胆固醇的作用。新鲜的玉米当中还含有维生素 C 等，对美容、明目、预防高血压和冠心病等有显著作用。除此之外，玉米当中还含有很多人体必需的氨基酸，这些氨基酸不但可以有效促进人的大脑细胞正常代谢，而且有利于帮助脑组织排出其中多余的氨。玉米的胚芽里含有大量维生素 E、维生素 B_1、维生素 B_2、维生素 B_6 等，这些维生素可以有效增强人的体力和耐力。而只有体力和耐力充足了，人们的心情才能好。

除此之外，玉米还含有丰富的碳水化合物，以及大量的胡萝卜素、黄体素、玉米黄质、磷、镁、钾、锌等有利于身体健康的营养物质。

在传统的中医理论当中，玉米性平味甘，具有健脾、除湿、利尿等作用，能够有效缓解腹泻、消化不良、水肿等症状。同时，新鲜的煮玉米和磨得很细的玉米粉做成的食物对于常年的胃病也有一定的缓解作用，尤其适合长期熬夜导致脾胃虚弱的人食用。

健康食谱

玉米糊

【原料】 玉米面100克，水800毫升。

【做法】

1. 玉米面加适量冷水，搅拌成糊状，搅拌的时候，应该少量多次加入凉水，以防玉米面产生疙瘩；

2. 锅中加水烧开；

3. 将玉米糊缓缓倒入锅中，一边倒，一边搅拌；

4. 转小火烧开，在烧开过程当中，不时用勺子搅拌几下，保证玉米糊不会糊锅；

5. 烧开后煮至黏稠即可关火，盖上锅盖焖10分钟即可食用。

【功效】 利水消肿，清理血液垃圾，有效促进心脏血液循环，预防心脏疾病，从而有效避免五心烦躁引起的胡乱发脾气。

【**注意**】患有干燥综合征、糖尿病、更年期综合征且属阴虚火旺之人不宜食用爆玉米花，否则易助火伤阴。玉米发霉后能产生致癌物，所以发霉玉米绝对不能食用。

土豆——健脾益气，神清气爽

土豆别名马铃薯、山药蛋、洋山芋等。在中医理论当中，土豆味甘、性平，入胃、大肠经。有健脾益气、缓解便秘等功效。而脾胃健康，人才能健康地吸收营养，排出体内垃圾，因此，土豆是一种很好的养心食物。土豆还具有保养消化系统的作用，所以脾胃不和、经常消化不良的人可以用土豆代替一部分主食。

很多人认为，吃土豆会发胖，但实际上，土豆当中仅仅含有0.1%的脂肪，几乎是所有能够充饥的食物当中脂肪含量最低的。因此，每天多吃土豆，可以有效减少脂肪摄入，从而可以有效降低心脏病发作的危险。除此之外，土豆还含有很多的钾元素，钾元素对人体的贡献，主要是帮助肌肉和心脏保持正常功能，因此，适量多吃土豆对心脏有好处。

不过，要想健康地吃土豆，就要把土豆简单地蒸熟或者煮熟蘸盐吃，绝对不能吃经过油炸的土豆。每年土豆上市的时候，新闻当中总会爆出"翻新土豆"，那么应该如何辨别真假新土豆呢？我们可以用手指轻搓土豆的表皮，如果是新土豆，其表皮只要轻轻搓一下就会掉，而翻新的土豆表皮与土豆的肉紧密结合在一起，根本不容易剥掉；新土豆含水量比较大，手指甲按进去的感觉十分清脆，且被按压的部分有明显的汁液渗出，陈土豆含水少，并且从皮到肉质都有一种韧性。

值得注意的是，发霉、发青或者发芽的土豆绝对不可以食用，以免造成中毒，如果误食，往往引起舌头发麻的症状，这个时候应该自行洗胃，然后迅速前往医院进行治疗。

健康食谱

低脂土豆泥

【原料】马铃薯200克，鸡胸肉50克，黄瓜50克，胡萝卜50克，鸡蛋一个，牛奶100克，精盐、胡椒粉适量。

【做法】

1. 鸡胸肉洗净煮熟；

2. 将煮熟的鸡胸肉切成黄豆粒大小的碎块；

3. 马铃薯、鸡蛋分别煮熟；

4. 马铃薯剥皮，鸡蛋剥壳，分别用勺子碾碎；

5. 将牛奶和盐、胡椒粉混合均匀，然后将混合液体混入马铃薯和鸡蛋泥中；

6. 胡萝卜、黄瓜洗净都切成黄豆粒大小的碎粒，拌入马铃薯鸡蛋泥中即可食用。

【功效】补钾利尿，有效降低血压，避免高血压引起的烦躁易怒。同时能够有效饱腹，从而有效降低摄入的热量，缓解高血压和高胆固醇病症。

【注意】高血压、高脂血症患者要去掉鸡肉，并且要少放精盐和胡椒粉。

芹菜——祛除肝火，缓解郁热

　　芹菜是常用蔬菜之一，并且是一种具有药用价值的植物。矿物质元素钙、磷、铁的含量更是高于一般绿色蔬菜，芹菜不但营养丰富，而且有药用价值，甘凉清胃，利口齿、咽喉，明目和养精益气、补血健脾、止咳利尿、降压镇静等功用。

　　另外，芹菜在镇静安神和清热解毒方面的作用也十分显著。这是因为从芹菜籽中分离出的一种碱性成分，对动物有镇静作用，对人体能起安定作用；芹菜甘或芹菜素口服能对抗可卡因引起的小鼠兴奋，有利于安定情绪，消除烦躁。

　　春季气候干燥，人们往往感到口干舌燥气喘心烦，身体不适，常吃些芹菜有助于清热解毒，去病强身。肝火过旺，皮肤粗糙及经常失眠、头疼的人可适当多吃些。

健康食谱

　芹菜炒肉丝

【原料】

猪肉（瘦）100克，芹菜250克，姜5克，淀粉3克，酱油 5 克，白砂糖 2 克，花生油 20 克，盐 3 克，味精 1 克。

【做法】

1. 将猪瘦肉洗净，切丝，加入少许湿淀粉、酱油、白糖、花生油、精盐等拌匀腌制；

2. 芹菜去根，洗净，切段；

3. 起油锅，下姜片爆香，放入肉丝炒至刚熟，取起；

4. 起油锅，下芹菜爆香，下盐炒熟，加入肉丝烩匀，调入味精、白糖等即可。

【功效】

清热平肝、芳香健胃。

适用于高血压病，高脂血症属肝火亢盛型，症见眩晕头痛，口苦口干，食欲不振，小便短赤等。

【注意】

芹菜性凉质滑，故脾胃虚寒、肠滑不固者、血压偏低者、婚育期男士应少吃芹菜。

草莓——清热解毒，抑制肝火

草莓又叫红莓、地莓等。草莓的外观呈心形，鲜美红嫩，果肉多汁，酸甜可口，香味浓郁，不仅有色彩，而且还有一般水果所没有的宜人的芳香，是水果中难得的色、香、味俱佳者，被人们誉为果中皇后。

此外，草莓还含有丰富的维生素 B_1、B_2、C、PP 以及钙、磷、铁、钾、锌、铬等人体必需的矿物质和部分微量元素。它的维生素 C 含量比柑橘高 3 倍，比苹果、葡萄高 10 倍以上，日本称草莓是"活的维生素丸"。而它的苹果酸、柠檬酸、维生素 B_1、维生素 B_{12}，以及胡萝卜素、钙、磷、铁的含量也比苹果、梨、葡萄高 3 到 4 倍。草莓是人体必需的纤维素、铁、钾、维生素 C 和黄酮类等成分的重要来源。草莓营养价值很高，属于高档水果。

中医认为，草莓有去火、解毒、清热的作用，春季人的肝火往往比较旺盛，吃点草莓可以起到抑制的作用。

健康食谱

草莓派

【原料】6 茶杯带花萼的草莓，1 茶杯糖，3 勺玉米粉，半勺白杏仁末，盐少许，2 茶杯压碎的松饼干，半茶杯融化的黄油，白杏仁末少许。

【做法】

1. 把酥皮用料放入一个小碗内，搅匀，在 9 寸的平底煎锅内压平，烤制 8 分钟，完全冷却；

2. 把草莓制成糊状加入 15 杯水，再掺入糖和玉米粉，放入长柄煎锅，搅匀，中火加热，到锅中混合物开始冒气泡，再加热几分钟，出锅加入白杏仁末，冷却 10 分钟；

3. 把冷却好的酥皮和剩下的草莓倒入锅中，与草莓糊状混合物混合，放冰箱冷冻三小时，吃时可配奶油冰淇淋。

【功效】

草莓中富含铁、果糖、葡萄糖、柠檬酸、苹果酸等，有"活的维生素丸"之称，对于春季容易出现的肺热咳嗽、嗓子疼、长火疖子等，草莓中含的营养元素都可以起到辅助治疗的作用。同时因为含铁，贫血的人也可以常吃。有减少失眠和容易打瞌睡等症状的功能，帮人振奋精神、驱赶疲劳。

【注意】吃草莓要注意两点：首先不买畸形草莓。正常生长的草莓外观呈心形，但有些草莓色鲜个大，颗粒上有畸形凸起，咬开后中间有空心。这种畸形莓往往是在种植过程中滥用激素造成的，长期大量食用这样的果实，有可能损害人体健康。特别是孕妇和儿童，不能食用畸形莓。另外，由于草莓是低矮的草茎植物，虽然是在地膜中培育生长，在生长过程中还是容易受到泥土和细菌的污染，所以草莓入口前一定要把好"清洗关"。

菠菜——缓解不良情绪的绿色蔬菜

现代医学研究发现，缺铁致使血液的携氧量减少，影响到对大脑的氧气与养料的供给，进而累及精神与情绪。所以，坏脾气不可控制也成为早期缺铁的一个较明显的特征。

有些人不爱吃肉和新鲜蔬菜，爱吃糖果、糕点，这种偏食习惯造成铁摄入不足，导致情绪急躁易怒，情绪多变，常常为一些小事大动肝火，总觉得气儿不顺。有的人脾气暴躁的症状更加明显。建议应适量食用一些含丰富铁的食物缓解症状。

菠菜是常见的一种绿色蔬菜，其不仅仅含有丰富的膳食纤维和维生素，最重要的是，它富含铁。**铁是人体造血原料之一，经常吃菠菜的人面色红润、光彩照人，可远离缺铁性贫血**。经常食用菠菜，一方面可以缓解不良情绪，另一方面有助于大脑提高注意力，并保持精力充沛的状态。

虽然菠菜的含铁量较高，这是优点，但有些食物不能与之同食。菠菜跟有些含钙高和含铁高的食物一起同食，容易引起结石病，进而影响到人的心情。

1. 菠菜不能与黄瓜同吃：黄瓜含有维生素 C 分解酶，而菠菜含有丰富的维生素 C，所以二者不宜同食。

2. 菠菜不宜与牛奶等钙质含量高的食物同食。

3. 菠菜不能和豆腐在一起吃：因为菠菜含有大量的草酸，而豆腐则含有钙离子，一旦菠菜和豆腐里的钙质一结合，就会引起结石，还影响钙的吸收。如果一定要同吃的话，只要把菠菜用开水烫一下就可以了。

4. 菠菜不宜炒猪肝：猪肝中含有丰富的铜、铁等金属元素物质，一旦与含维生素 C 较高的菠菜结合，金属离子很容易使维生素 C 氧化而失去本身的营养价值。动物肝类、蛋黄、大豆中均含有丰富的铁质，不宜与含草酸多的菠菜同吃。因为纤维素与草酸均会影响人体对上述食物中铁的吸收。

健康食谱

凉拌菠菜

【原料】菠菜 200 克，芝麻酱 30 克，纯净水、精盐、白糖各适量。

【做法】

1. 锅中放水烧开，菠菜入水后快速汆烫，捞起后挤掉菠菜水分备用；

2. 芝麻酱中加盐和白糖，用凉水搅拌均匀，搅拌过程当中要少量多次，逐次加水，这样才能保证芝麻酱和水完美地融合在一起；

3. 准备好的菠菜切大段，与搅拌好的麻酱混合均匀即可食用。

【功效】通便清热，理气补血，滋阴润燥，对于心火上亢引起的高血压、头晕、目眩、嘴角生疮，以及脾气暴躁有很好的缓解效果。

【注意】芝麻酱最好选择纯芝麻酱，因为芝麻酱的油脂含量丰富，所以在不影响风味的前提下，芝麻酱加的越少越好。另外，腹泻患者不宜食用这道菜，糖尿病以及高脂血症、糖尿病患者在烹饪这道菜的时候应该不加白糖，同时应当少加精盐。

番茄——保护心脏降血压，清热解毒少生气

番茄又叫西红柿、洋柿子，属于茄科一年生或多年生草本植物，其浆果可以食用。又因番茄色彩艳丽，故被称为"爱情果"。番茄的新鲜果实，在我国通常被看成一种蔬

菜，但从它的营养含量来看，则接近于水果。

中医学认为，番茄具有健胃消食、清热解毒、凉血平肝、生津止渴、补血养血、养颜美容、消除疲劳、增进食欲、提高对蛋白质的消化、减少胃胀食积，适当食用，具有食疗的效果。另外，番茄还可以驱除体内热毒，热毒少了，自然不容易发脾气。

现代医学研究发现，番茄中的番茄红素、维生素 P、B 族维生素、维生素 C 及芦丁等有保护血管、预防高血压的作用，并能改善心脏功能。另外，番茄含有大量的钾及碱性矿物质，能促进血中钠盐的排出，有利于维持体内水、酸碱平衡与渗透压，有降压、利尿、消肿作用，对高血压有良好的辅助治疗作用。

有些人喜欢吃未成熟的番茄，认为它更加爽脆、味道独特。但未完全成熟的番茄含有大量番茄碱，如果在短时间内食用大量生番茄的话会引起食物中毒，其症状主要表现为恶心、呕吐、头晕、全身发热等，严重时有可能危及生命，因此最好不要生吃青番茄。如果用青番茄做菜的话，可以稍微放点醋，破坏番茄碱，以避免中毒。

体质较寒凉、血压低、冬天手脚易冰冷的人不适合生吃番茄，女性在生理期时食用过多生番茄，容易加剧腹痛。另外，番茄不宜与牛奶同吃，在空腹时最好也不要吃得太多，否则其所含的某些成分会和胃酸起化学反应，生成难以溶解的块状物，导致胃部胀痛。

健康食谱

番茄炒丝瓜

【原料】 番茄、丝瓜各 250 克，黑木耳 10 克，精盐适量。

【做法】

1. 番茄洗净，用开水烫后剥皮，切成大小相等的块，装好备用；

2. 丝瓜去皮洗净，切成菱形片装好备用；

3. 黑木耳水发后，撕碎装好备用；

4. 炒锅置旺火上，锅热，入番茄、丝瓜块略炒几下，再加入木耳同炒，下精盐，炒匀，加盖稍焖至熟，调味即可。

【功效】 清肝平阳，凉血活血，生津安神。主治高血压、动脉硬化、肝阳上亢、脾气暴躁、眩晕、头胀痛、耳鸣、易怒、失眠多梦、脉弦数等。

海带——祛除热毒，降低心火

在传统观念当中，海带只是一种含碘量极高，可以辅助治疗因缺碘而致的甲状腺肿以及克汀病的药食两用食材。海带的营养十分丰富，除了海藻产品当中常见的碘、钙、磷、硒等多种微量元素外，还含有丰富的胡萝卜素、B 族维生素等。这些营养物质可以有效避免生气产生的一系列的毒素和胆固醇在心脏和血管中堆积，从而有效避免动脉硬化的发生。

与陆地植物相比，海带中含有丰富的岩藻多糖，并且含有陆地植物所没有的昆布素。这些营养物质不但能够有效防止血栓的产生，而且具有很高的活性，可以清除血液当中的脂蛋白、胆固醇等，从而有效避免血液黏稠度过高，避免动脉粥样硬化的产生。

健康食谱

海带炖排骨

【原料】海带 100 克，萝卜 500 克，排骨 250 克，魔芋 200 克，鸡蛋 6 个，芥末酱、精盐、生抽、鸡精各适量。

【做法】

1. 海带泡发，捞出洗净切成食指长短的海带片，打结备用；

2. 排骨用冷水浸泡两小时泡去血水，然后入冷水锅煮开，将浮沫撇去，备用；

3. 海带加入排骨锅中，为防止糊锅，先捞出排骨，再投入海带，再将排骨放在海带上面，小火炖煮 1 个小时；

4. 萝卜去皮，切厚片，投入排骨海带锅内；

5. 魔芋切麻将大小的方块，投入海带锅中，炖煮半个小时；

6. 将上述炖好的食材整锅端离火上，视个人口味加精盐、鸡精、生抽调味；

7. 另起锅煮熟鸡蛋，剥壳备用；

8. 将炖好的排骨海带汤盛到碗中，加熟鸡蛋蘸芥末酱食用。

【功效】通便利气，可以有效缓解气息瘀滞所致的心脏不适，同时可以开窍醒神，缓解心情，生发心脏阳气。建议冬天食用。

【注意】萝卜下气，海带有可能存在重金属遗留，孕妇不能食用。

黄花菜——消炎清热，消食安神

黄花菜俗称"金针菜"，学名萱草，古名忘忧，属百合科，是一种多年生草本植物的花蕾。黄花菜味鲜质嫩，营养丰富，含有丰富的花粉、糖、蛋白质、维生素C、钙、脂肪、胡萝卜素、氨基酸等人体所必需的养分，其所含的胡萝卜素甚至超过西红柿的几倍。

黄花菜性味甘凉，有止血、消炎、清热、利湿、消食、明目、安神等功效，对吐血、大便带血、小便不通、失眠、乳汁不下等有疗效，可作为病后或产后的调补品。黄花菜常与黑木耳等斋菜配搭同烹，也可与蛋、鸡、肉等做汤吃或炒食，营养丰富。**经常食用黄花菜，对于稳定情绪具有良好的效果。**

健康食谱

凉拌黄花菜

【原料】黄花菜30克，海带丝30克，盐适量。

【做法】

1. 先用开水焯一下，再用凉水浸泡 2 小时以上；

2. 洗净后与海带丝同煮熟；

3. 沥去水，放凉；

4. 加盐拌匀。

【功效】 黄花菜有清热、消食、安神等功效；海带性凉，能消炎退热，补血润脾。两者结合，功效显著。

【注意】 鲜黄花菜中含有一种叫"秋水仙碱"的物质，它本身虽无毒，但经过肠胃道的吸收，在体内氧化为"二秋水仙碱"，则具有较大的毒性。所以在食用鲜品时，每次不要多吃。由于鲜黄花菜的有毒成分在高温 60℃ 时可减弱或消除，因此食用时，应先将鲜黄花菜用开水焯过，再用清水浸泡 2 个小时以上，捞出用水洗净后再进行炒食。这样，秋水仙碱就能破坏掉，食用鲜黄花菜就安全了。食用干品时，消费者最好在食用前用清水或温水进行多次浸泡后再食用，这样可以去掉残留的有害物，如二氧化硫等。

黑木耳——清理肠胃，排出怒火

　　黑木耳，别名黑菜、桑耳、本菌、树鸡、木蛾、木茸，因形状像人的耳朵，加之其颜色黑褐色而得名。黑木耳为木耳科植物，中医认为，黑木耳性平味甘，入胃、大肠经。具有滋补肝肾、润燥败火、养血益胃、活血止血、润肺润

别让生气伤了你的身体

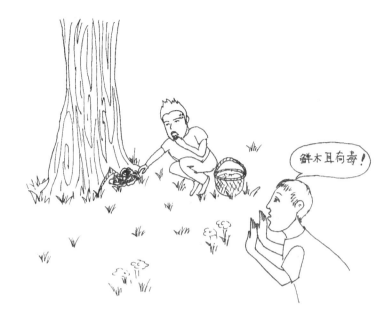

鲜木耳有毒！

肠的作用。

黑木耳是一种营养丰富的食用菌，也是我国传统的保健食品。黑木耳的营养成分十分丰富，据现代科学分析，每100克干品中含蛋白质10.6克，脂肪0.2克，碳水化合物65克，粗纤维7克，钙375毫克，磷201毫克，铁185毫克，此外还含有维生素 B_1 0.15毫克，维生素 B_2 0.55毫克，烟酸2.7毫克。除此之外，黑木耳还含有磷和硫等构成人体细胞原生质的主要成分。由于黑木耳所含各种营养完善而丰富，被誉为"素中之荤"。

黑木耳是我国传统的美食，深受广大人民的喜爱，经常作为烹调各式中、西名菜佳肴的配料，还可以和红枣、莲子加糖炖熟，作为四季皆宜的甜点，不仅清脆鲜美，滑嫩爽喉，而且有增强食欲和滋补强身的作用。除此之外，黑木耳富含胶原，而且具有一定吸附能力，所以对人体有清涤胃肠和消化纤维素的作用。因此，它又是纺织工人、矿山工人等经常接触粉尘的工作人员所不可缺少的一种保健食品。

黑木耳还可作药用。历代医学家对于黑木耳的药效都有详细的记载，如明代李时珍在《本草纲目》中记载："木耳生于朽木之上，性甘干，主治益气不饥，轻身强志，并有治疗痔疮、血痢下血等作用。"我国历代医学家都认为黑木耳有滋润强壮，清肺益气，补血活血，镇静止痛等功效。是中医用来治疗腰腿疼痛，手足抽筋麻木，痔疮出血和产后虚弱等病症常用的配方药物。黑木耳能减低血液凝块，从而起到疏通血脉、补充肾阳的目的。最重要的是黑木耳具有化解体内结石尤其是纾解心情和脾气结石的功效。这主要是因为黑木耳中所含有的发酵素和植物碱，能够有效促进消化道和泌尿道内各种腺体的分泌，并催化体内结石、润滑管道、促使结石排出。此外，黑木耳中所含有的多种矿物质元素还能使体内的各种结石产生化学反应、剥脱、瓦解，不断脱屑缩小，然后再经管道排出。另外，黑木耳中还含有较多的具有清洁血液和解毒功效的生物化学物质，有利于人体健康。

因此，对于患有体内结石尤其是心情和脾气不好的病人，不妨每天有意识地吃上 1～2 次的黑木耳。这样，不但可以缓解病人的疼痛、恶心及呕吐等症状，甚至还可以使人体内的许多结石自然消失。

不过，木耳虽好，但是鲜木耳含有毒素，不可食用。黑木耳有活血抗凝的作用，有出血性疾病的人不宜食用。孕妇不宜多吃。

除此之外，木耳在烹饪过程当中，如果泡发不当，则会又硬又小，既不出数，又不可口。如果用烧开的米汤浸泡，泡发的木耳肥大，松软，味道鲜美。

健康食谱

凉拌黑木耳

【原料】黑木耳 50 克，青红椒各 100 克，盐 3 克，糖 2 克，醋 10 克。

【做法】

1. 黑木耳泡发洗净切丝，青红椒切丝备用；

2. 将所有材料与调味料同时放入碗中，搅拌均匀，常温下放置半个小时即可食用。

【功效】纾解心情，生发肾气，补充肾阳，通便利尿。

【注意】糖尿病、严重肾炎患者不能加糖，而且要少加盐，以免加重心情和脾气负担。

黑木耳红枣汤

【原料】黑木耳 20 克，红枣 10 粒，红糖 30 克，水 500 毫升。

【做法】

1. 黑木耳泡发，拣去杂质备用；

2. 黑木耳加红枣、红糖放入砂锅当中，加水；

3. 小火炖一个小时即可。

【功效】清心安神，清补肾精，滋润心肺，生津止渴，抗老化，止血通便。

【注意】糖尿病、严重肾炎患者不宜食用，以免加重心情和脾气负担。

黑枣——补肾固精，涵养心气

黑枣，又被称为野柿子，是我国的传统果品，黑枣的种类很多，有小黑枣、葡萄黑枣等等，但是无论何种种类的黑枣，其营养成分以及药用功效都相差不大，只是在口感和酸甜度上有所区别。

黑枣性温味甘，入脾胃经，能补中益气、养血、安神及明目，同时可以滋补肾阳，经常食用可以帮助女性补气养血、暖肠胃、明目活血、利水解毒，是润泽肌肤、乌须黑发佳品。经过科学检测，黑枣富含蛋白质、糖类、有机酸、维生素 B、维生素 E，及磷、钙、铁等微量元素和各种营养元素，对延缓衰老、增强机体活力、美容养颜都很有帮助。

在我国民间，黑枣一直是一种重要的补血和调养食品，对肾精不足导致的贫血、血小板减少、肝炎、乏力、失眠有一定的辅助治疗作用。而上述这些症状，往往与心情有着密切的关系。

黑枣虽然营养丰富，但是在食用的时候十分的有讲究。首先，有糖尿病和热症的患者不能食用黑枣，以免病情加剧。其次，黑枣一天的食用量不能超过 100 克，过多食用枣会引起胃酸过多和腹胀。而且黑枣不能与柿子、海鲜一同食用，否则会引起呕吐。

黑枣含有大量果胶和鞣酸，这些成分与胃酸结合，同样会在胃内结成硬块。所以黑枣不能空腹食用。

由于黑枣性寒，所以脾胃不和，身体虚弱者不可多吃。

健康食谱

黑枣炖鸡

【原料】土鸡腿 1 只，排骨 1/2 斤，黑枣 20 个，水 6 杯，盐 5 克，米酒 100 克。

【做法】

1. 将土鸡腿洗净切块，排骨洗净用热水氽烫捞起，再用清水洗净备用，黑枣亦洗净沥干备用；

2. 将所有材料与调味料同时放入碗中，用保鲜膜封口，再放入电锅中蒸（外锅放入 2 杯水）；

3. 蒸熟即可食用。

【功效】宁神安神，生发肾气，补充肾阳，乌发明目。

【注意】腹泻者不宜多吃，肠胃功能较弱者，可以将排骨去掉；糖尿病、严重肾炎患者不宜食用，以免加重心情和脾气暴躁的症状。

黑枣醋

【原料】黑枣 1 000 克，陈年醋 2 000 毫升。

【做法】

1. 黑枣不用清洗，只要拣去杂质即可；

2. 黑枣加陈年醋放进玻璃罐中，密封；

3. 阴凉处存放 4 个月后即可饮用。

【功效】 清补肾精，滋润心肺，生津止渴，抗老化，可带动气血循环，生发肾气。

【注意】 腹泻者、肠胃虚弱者不宜多饮用；糖尿病、严重肾炎患者不宜食用，以免加重心情和脾气的负面症状。

黑米——滋阴补肾，减少怒气

　　黑米又被称为乌米、黑粳米，在古代，黑米是专供内廷的"贡米"。由于中国民间就有"逢黑必补"之说，加之黑米营养丰富，具有很好的滋补作用，因此又被人们称为"补血米"、"长寿米"。在中医理论当中，黑米有滋阴补肾、补胃暖肝、明目活血的功效。长期食用，对头昏目眩、贫血、白发、眼疾、腰腿酸软等症有一定的辅助治疗的作用。除此之外，黑米可预防动脉硬化，也是糖尿病患者和心血管疾病患最好的膳食调剂食物。由于黑米营养价值高，所以黑米是少年白发、妇女产后虚弱、病后体虚以及贫血、肾虚者的优良补品。

　　在实际烹饪当中，黑米还可以与多种食材搭配，这样不但口感丰富，而且能通过食材之间的"强强联合"，提升膳食的营养价值。例如，黑米与黑豆、黑芝麻一起食用，可以起到补充肾气、养发、护颜、缓解疲劳等作用。黑米与党参一起食用，具有补益气血，调养肾脾的作用。

不过，由于黑米有坚韧的种皮，不易煮烂，所以在烹饪的时候，最好先用水泡一夜再煮。泡米水不要倒掉，可煮米汤，以免营养流失。除此之外，在烹饪黑米的时候淘米不要次数过多，不要用力搓，以免营养流失。

另外，黑米与白米不同，黑米由于口感比较粗糙，所以最好用小火长时间熬，这样才能使黑米的营养和醇香释放出来。

健康食谱

黑米凉糕

【原料】黑米 200 克，糖 30 克，水 100 克，鱼胶粉 50 克，精盐适量。

【做法】

1. 鱼胶粉冷水化开，浸泡备用；

2. 提前将黑米浸泡一整夜，之后将米捞出，熬成米粥，加入糖和精盐，搅拌均匀；

3. 泡好的鱼胶粉隔水加热，至完全融化；

4. 鱼胶粉放入米粥中，搅拌均匀；

5. 将加入鱼胶粉的黑米粥晾凉后放入冰柜当中，凝固后切块食用。

【功效】清理血管，消除便秘，清心除烦，生发肾气，补充肾阳，乌发明目，尤其适合夏天代替雪糕食用。

【**注意**】腹泻者不宜多吃，肠胃功能较弱者不宜食用；糖尿病、肾炎患者不要加盐，并且要用木糖醇代替糖来烹饪。

黑米萨其马

【**原料**】黑米 200 克，糖 200 克，水 100 克，油 50 克，黑芝麻 50 克，精盐适量。

【**做法**】

1. 黑米与黑芝麻泡好之后，炒至黑米胀大，芝麻跳动后为止，晾凉备用；

2. 热锅加入冷油，随即加入糖，迅速搅拌，让糖成为能够拔丝的糖浆；

3. 将黑米和黑芝麻放入糖浆内，加入精盐、迅速搅拌均匀；

4. 将搅拌好的黑米和黑芝麻放入刷了油的盘子内，切块食用。

【**功效**】生发肾气，补充肾阳，乌发明目，尤其适合冬天代替甜点食用。

【**注意**】肠胃功能较弱者不宜食用；糖尿病、肾炎患者不能食用。

紫米——健脾补血，养心安神

紫米，是我国的传统稻米的一种，又名"紫糯米"，俗称"紫珍珠",因其营养丰富,所以被古人称为"饭精",素有"米中极品"的美誉,因为紫米的药用价值较大,所以又被称为"药谷"。紫米黏性强,蒸熟后能有助于断骨复续,对于骨伤康复有辅助治疗作用,因此又被称为"续骨米"。

中医认为,紫米可以补血益气、暖脾温胃、生发肾阳,适应于心情和脾气恶劣引起的寒痛、消渴、夜尿多、神经衰弱等症。除此之外紫米还有补血益气、健肾润肝的功效,对于产妇和术后康复病人等元气大伤的病人的保健,疗效显著。另外,紫米与糯米相比较,富含大量膳食纤维,能够降低血液中胆固醇的含量,有助于疏通血管,对提升、补充肾气有很好的辅助作用。

不过,紫米虽好,却不是人人都适用。

首先,因为紫米有很强的补益效果,所以容易上火,尤其是由于心情和脾气恶劣,肾水不能压制心火所导致的各种热症炎症均不能食用;其次,消化能力较差的人在食用紫米的时候,一定要将其烹饪成粥汤食用,尽量不要蒸成干饭,以免给肠胃增加负担。

紫米甜糕

【原料】紫米 200 克,糖 30 克,水 100 克,各色果子干 50 克,精盐适量。

【做法】

1. 紫米浸泡一夜备用;

2. 将泡好的黑米浸泡捞出,蒸成米饭,加入糖和精盐,搅拌均匀；

3. 将各色果子干洒在米饭表面，再蒸第二次，晾凉后切块食用。

【功效】生发肾气，补充肾阳，乌发明目。

【注意】腹泻者不宜多吃，肠胃功能较弱者不宜食用；糖尿病、肾炎患者禁食。

紫米八宝粥

【原料】紫米 200 克，红豆、芸豆各 50 克，水 1 500 克，各色干果、坚果 50 克。

【做法】

1. 紫米、红豆、芸豆洗净浸泡一夜备用；

2. 将泡好的黑米、红豆、芸豆连同泡米的水一起放入电饭锅中，加入干果、坚果等熬成粥即可。

【功效】利水消肿，生发肾气，补充肾精，可代替主食食用。

【注意】肠胃功能较弱者不宜食用；糖尿病、肾炎患者食用的时候可以去掉其中的果料。

紫菜——动脉顺畅，心情舒缓

在传统观念当中，紫菜只是一种含碘量极高，可以辅助治疗因缺碘而致的甲状腺肿以及克汀病的药食两用食材。紫菜的营养十分丰富，除了海藻产品当中常见的碘、钙、

别让生气伤了你的身体

磷、硒等多种微量元素外，还含有丰富的胡萝卜素、B 族维生素等。这些营养物质可以有效避免脂肪和胆固醇在心脏和血管中堆积，从而有效避免动脉硬化的发生。动脉顺畅，心情自然就会好。

与陆地植物相比，紫菜中含有丰富的岩藻多糖，并且含有陆地植物所没有的昆布素，这些营养物质不但能够有效防止血栓的产生，而且具有很高的活性，可以清除血液当中的脂蛋白、胆固醇等，有效避免血液黏稠度过高，避免动脉粥样硬化的产生。

与其他陆地植物一样，紫菜当中也含有丰富的膳食纤维，这些膳食纤维可以有效清除人体肠道内的毒素和宿便，避免毒素入肾，对肾造成危害。

健康食谱

紫菜炖排骨

【原料】紫菜 100 克，萝卜 500 克，排骨 250 克，魔芋 200 克，鸡蛋 6 个，芥末酱、精盐、生抽、鸡精各适量。

【做法】

1. 紫菜泡发、去掉砂捞出洗净备用；

2. 排骨用冷水浸泡两小时泡去血水，然后入冷水锅煮开，将浮沫撇去，备用；

3. 紫菜加入排骨锅中，为防止糊锅，先捞出排骨，再投入紫菜，将排骨放在紫菜上面，小火炖煮 1 个小时；

4. 萝卜去皮，切厚片，投入排骨紫菜锅内；

5. 魔芋切麻将大小的方块，投入紫菜锅中，炖煮半个小时；

6. 将上述炖好的食材整锅端离火上，视个人口味加精盐、鸡精、生抽调味；

7. 另起锅煮熟鸡蛋，剥壳备用；

8. 将炖好的排骨紫菜汤盛到碗中，加熟鸡蛋蘸芥末酱食用。

【功效】通便利气，可以有效缓解气息瘀滞所致的全身不适，同时可以开窍醒神，生发心情和脾气阳气。建议冬天食用。

【注意】萝卜下气，紫菜有可能存在重金属遗留，孕妇不能食用。

油炸紫菜

【原料】紫菜100克，鸡蛋两个，面粉150克，面包糠200克，食用油500克，芥末酱、生抽各适量。

【做法】

1. 紫菜泡发、去掉沙，捞出洗净备用；

2. 鸡蛋打散，搅拌均匀，备用；

3. 紫菜加入蛋液当中，然后捞起沾上淀粉最后裹上一层面包糠；

4. 热锅加入食用油，大约在油五成热的时候，下处理好的紫菜，炸至金黄捞出；

5. 芥末酱生抽调成调料汁备用；

6. 用炸紫菜蘸调料汁食用。

【功效】开窍醒神，生发心情和脾气阳气。味道类似鱼肉，可以让不能吃肉的患者获得很大的满足感。

【注意】紫菜有可能存在重金属遗留，孕妇不能食用。另外，此菜是油炸而成，较为油腻，心脑血管疾病以及糖尿病患者不能食用。

桑葚——清理血毒，减小心火

桑葚，又名桑实，顾名思义，也就是桑树的果实，桑葚味甘酸、性寒，入肺、肝、肾、大肠经，具有补肝益肾、生津润肠、乌发明目、止渴解毒、养颜等功效，适用于阴血不足、头晕目眩、盗汗及津伤口渴、消渴、肠燥便秘等症，尤其对因为心情和脾气恶劣导致的肝肾不足和血虚精亏的头晕目眩、腰酸耳鸣等有一定的辅助治疗作用。除此之外，桑葚有改善还有改善头部皮肤血液供应营养肌肤、嫩肤乌发等作用，并且具有一定的延缓衰老的作用。因此，桑葚是各个年龄段人的安全的健体美颜、抗衰老的佳果良药。另外，桑葚可以清心明目，清补肝肾，所以常食桑葚可以有效缓解因为心火过盛导致的双眼红赤、眼睛疲劳干涩的症状。桑葚适合人群：一般人群均可食用，但是不适合体虚便溏者食用，儿童也不宜大量食用。

健康食谱

桑葚汁

【原料】桑葚500克，冰糖30克，热水50克。

【做法】

1. 冰糖溶化于热水当中，晾凉备用；

2. 用纱布将桑葚绞出汁来，加冰糖饮用。

【功效】滋润肾肺，生津止渴，抗老化。

【注意】腹泻者、肠胃虚弱者不宜多饮用；糖尿病、肾炎患者禁止食用，否则会加重心情和脾气负担。

乌鸡——平肝祛风，驱除烦热

　　乌鸡又名药鸡、武山鸡、羊毛鸡、绒毛鸡、松毛鸡、黑脚鸡、丛冠鸡、穿裤鸡等等。乌鸡与普通家鸡相比，身躯短矮、颈短，遍体毛羽色白，除两翅毛羽外，全呈绒丝状；头上有一撮细毛突起，下颌上连，两填面生有较多的

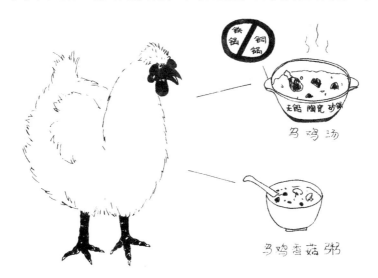

细短毛。乌鸡的皮、肉、骨、嘴均乌色，所以被称为"乌鸡"。乌鸡全身都可入药，《本草纲目》记载，乌鸡的性味"甘，平，无毒。"

乌鸡本身对人有很强的滋补作用，尤其可以温补肾阳和肝脏，增加元气，尤其可以补充大发雷霆之后带来的元气耗损。《本草经疏》记载乌鸡："走肝、肾血分。补虚劳赢弱，治消渴，中恶，益产妇，治女人崩中带下虚损诸病，大人小儿下痢噤口。"而且能够"平肝祛风，除烦热，益肾养阴。"

健康食谱

乌鸡汤

【原料】乌鸡一只，黄芪、枸杞各 20 克，当归、党参、各 10 克，大枣 10 个，大枣 10 个，姜 20 克，精盐 3 克，黄酒 50 克。

【做法】

1. 乌鸡收拾干净，整只乌鸡飞水备用；

2. 大砂锅加水加黄酒，放入乌鸡浸泡；

3. 除乌鸡、枣、枸杞和盐之外，所有药材切成大段塞入乌鸡肚子中，用牙签封好；

4. 枣、枸杞放入砂锅中，大火烧开后，小火炖一个小时；

5. 加入精盐即可食用，食用时吃肉喝汤。

【功效】温补阳气，滋阴补肾，可以有效缓解因为工作过度劳累导致的肝肾两虚。

【注意】脂肪肝等实症患者不宜食用；夏季不宜食用。选择乌鸡最好选择老一点的，这样的乌鸡滋补作用较强。乌骨鸡不能用铜、铁锅具烹饪，以免产生毒性，最好用无铅陶瓷砂锅烹饪。

乌鸡肉香菇粥

【原料】大米 100 克，乌鸡鸡胸 30 克，鲜香菇 50 克，精盐适量。

【做法】

1. 大米淘洗干净备用；

2. 把乌鸡肉切成指甲盖大小薄片备用；

3. 鲜香菇切成指甲盖大小颗粒备用；

4. 将大米放入砂锅中，香菇放在大米上面，乌鸡肉放在香菇上面，加入，淹没所有食材；

5. 大火烧开后，转小火炖煮一个小时；

6. 依照个人口味加盐食用。

【功效】养血止血，平补肾气。适用于气血津液不足、营卫不和、心悸怔忡、脾虚便溏、产后或久病血虚体弱等症。

【注意】严重实症者不能服用。

莲藕——清热生津、滋肝润肺

藕微甜而脆，可生食也可煮食，是常用餐菜之一，也是药用价值相当高的植物。

1. 清热凉血

莲藕生用性寒，有清热凉血作用，可用来治疗热性病症；莲藕味甘多液、对热病口渴、衄血、咯血、下血者尤为有益。

2. 通便止泻，健脾开胃

莲藕中含有黏液蛋白和膳食纤维，能与人体内胆酸盐，食物中的胆固醇及甘油三酯结合，使其从粪便中排出，从而减少脂类的吸收。莲藕散发出一种独特清香，还含有鞣质，有一定健脾止泻作用，能增进食欲，促进消化，开胃健中，有益于胃纳不佳，食欲不振者恢复健康。

3. 益血生肌

藕的营养价值很高，富含铁、钙等微量元素，植物蛋白质、维生素以及淀粉含量也很丰富，有明显的补益气血，增强人体免疫力作用。故中医称其："主补中养神，益气力"。

莲藕还可以消暑清热，是夏季良好的祛暑食物。经常食用，对于缓解燥热具有显著的作用。

健康食谱

鲜藕汁

【原料】新鲜藕 1 000 ~ 1 500 克。

【做法】

1. 将鲜藕洗净；

2. 开水烫后捣碎取汁；

3. 用开水冲服；

4. 每天 2 次服完。

【功效】

生藕性寒，甘凉入胃，可消瘀凉血、清烦热、止呕渴。适用于烦渴、酒醉、咯血、吐血等症。

【注意】

食用莲藕要挑选外皮呈黄褐色、肉肥厚而白者。如果发黑，有异味，则不宜食用。没切过的莲藕可在室温条件下放置一周的时间，但因莲藕容易变黑，切面孔的部分容易腐烂，所以切过的莲藕要在切口处覆以保鲜膜，冷藏保鲜一个星期左右。

香拌藕片

【原料】

鲜藕 1 节，芹菜 2 棵，花生约 80 克，花椒少许，干红辣椒 4 只，味极鲜适量，醋适量，白糖适量，盐、油适量。

【做法】

1. 藕刮干净洗净切薄片；

2. 藕片焯熟过凉沥干；

3. 芹菜去掉老叶洗净切段；

4. 芹菜焯一下过凉沥干；

5. 花生入烤箱烤 8 分钟后去皮；

6. 藕片和芹菜放入碗中加入味极鲜、醋、白糖、盐拌均匀；

7. 小锅中热油，加入花椒炒出香味略变为黑色后去掉，加入切段的干红辣椒炒匀；

8. 拌好的藕片加入花生米，倒入花椒油拌匀即可。

【功效】

莲藕开胃清热、润燥止渴、清心安神。它富含铁，钙等微量元素，植物蛋白质，维生素以及淀粉，有明显益血益气的功效，也可增强人体免疫力。芹菜：除烦、平肝、清热。花生：健脾、化痰、润肺。共同食用，更有益于身体健康及心理健康。

【注意】

立秋开始，空气就越来越干燥，特别容易令人感到烦躁不安。从中医角度来看，秋燥的产生与两个因素有关，一是阳气不足，二是阴液不足，对于阴液不足的人来讲，此时节应要多食一些清心润燥的食物来缓解秋燥，可吃些如梨、甘蔗、银耳、菊花、兔肉及鸭肉，其中特别推荐食用藕。

莴笋——清热、顺气、化痰

春季时节，气温变化多端。室内外感觉特别干燥。人们如果长时间处于干燥的环境中，很容易出现不同程度的呼吸道问题，如咽喉不舒服，发痒，咳嗽不止，呼吸急促，嘴角长泡等"上火"症状。那么春季上火，吃哪类食物可以缓解呢？应吃点苦味食物，去火降燥，莴苣就是不错的选择。

1. 开通疏利、消积下气

莴苣味道清新且略带苦味，可刺激消化酶分泌，增进食欲。其乳状浆液，可增强胃液、消化腺的分泌和胆汁的分泌，从而促进各消化器官的功能，对消化功能减弱、消化道中酸性降低和便秘的病人尤其有利。

2. 利尿通乳

莴苣中钾的含量大大高于钠含量，有利于体内的水电解质平衡，促进排尿和乳汁的分泌。对高血压、水肿、心脏病人有一定的食疗作用。

3. 清热去火

莴笋味甘、性凉、苦，入肠、胃经；具有利五脏，通经脉，清胃热，清热利尿的功效。

健康食谱

莴笋炒肉丝

【原料】瘦肉150克，莴笋400克，剁辣椒适量，生姜适量，大蒜适量，葱适量相克食物，生抽适量，淀粉适量。

【做法】

1. 莴笋去皮后切成丝；

2. 瘦肉切成丝，加入少许淀粉抓匀；大蒜切粒，生姜切丝，葱切花；

3. 热锅放油，下入肉丝炒至变色，舀出待用；

4. 锅内余油，下入姜丝与大蒜爆香；

5. 后下入莴笋丝，翻炒两分钟左右；

6. 下入适量的剁辣椒与先前炒好的肉丝炒匀；

7. 加入适量的盐、葱花、生抽，炒匀即可。

【功效】莴笋肉质细嫩，生吃热炒均相宜。常吃莴笋可增强胃液和消化液的分泌，增进胆汁的分泌。莴笋中的钾是钠的 27 倍，有利于促进排尿，维持水平衡，对高血压和心脏病患者有很大的裨益。另外，莴笋还具有清热、解毒、辅助降血脂的功效。

【注意】莴笋炒的时间不要过长，否则就不脆爽了。

白菜——清热除烦

天越冷，吃牛羊肉来御寒的人越多，各种火锅、烧烤等也都是很受欢迎的，而这些食物都是温热的，虽然能御寒，但吃多了却容易"上火"。调节饮食，吃一些凉性的食物，对于去除火气，很有好处。其中大白菜就是最好的选择。

白菜营养丰富，含有铜、锰、钼及微量元素锌等人体所需的微量元素。白菜当中的水分也很大，可以在吃菜的同时就给人体补充了水分。此外白菜还具有抗癌的作用。白菜含有一种化合物，能够帮助分解与乳腺癌有关的雌激素，这种物质的含量约占大白菜重量的 1%。

冬天天气干燥，大白菜含水量极高，又含有丰富的维生素，多吃白菜，可以起到很好的滋阴润燥、护肤养颜的

作用。大白菜中的纤维素有润肠排毒作用，还可促进人体对动物蛋白质的吸收，对于便秘的人尤为适宜。

另外，大白菜味甘性平，可除烦解渴、清热解毒，对一些肺热咳嗽、便秘者是非常有效的。经常食用白菜，有益于人体身心健康。

健康食谱

冬瓜白菜汤

【原料】冬瓜 500 克，白菜 200 克。

【做法】

1. 将冬瓜，白菜洗净；

2. 将洗净后的冬瓜切片；

3. 将冬瓜与白菜加水放入锅中；

4. 炖汤食用。

【功效】

冬瓜具有清热解毒的功效，其清凉性较强，能有效地促进肠胃的消化，使得肠胃能够快速的恢复正常；白菜含有大量人体所需的维生素，能够有效的为人体提供所需要的营养，平衡人体营养机能，两者结合，促进消化，对消化不良有着较好的功效。

【注意】

大白菜性偏寒凉，胃寒腹痛、大便溏泻及寒痢者不可多食。腹泻者尽量避免食用白菜。

醋熘白菜

【原料】白菜 500 克，盐 1 汤匙，酱油 1 汤匙，原香醋

3 汤匙，干辣椒 8 个，香油 1/2 汤匙，水淀粉少许，白糖 2 汤匙，大葱 1 节，植物油适量。

【做法】

1. 白菜梆洗净，从中间切开，然后将刀倾斜 30 度角将白菜片成薄片儿；

2. 大葱切片备用；

3. 干红辣椒，用纸巾擦净，剪开备用；

4. 加醋 3 汤匙、酱油 1 汤匙、糖 2 汤匙、盐 1 茶匙、水淀粉少许、香油 1/2 茶匙；

5. 锅中倒入油，待油 5 成热时，放入干红辣椒，爆出辣椒香味后，马上放入大葱，随后倒入白菜翻炒 1 分钟；

6. 再依次倒入醋、酱油、糖和盐，翻炒 3 分钟，待白菜出汤后，淋入水淀粉，用铲子沿同一方向搅拌勾芡，最后淋入香油，翻炒一下即可。

【功效】

醋熘白菜营养丰富，白菜含钙、铁、无机盐、维生素 C 等营养元素，具有促进排毒，帮助消化、开胃爽口、解热除烦等功效。身体舒畅了，心情也会好。

【注意】

切大白菜时，宜顺丝切，这样大白菜易熟。炒白菜之前可以先放入沸水里煮 2 ~ 3 分钟，捞出沥去水可去除白菜的苦味。

绿豆——清凉解毒，解烦祛火

绿豆是我国人民的传统豆类食物。绿豆中的多种维生素、钙、磷、铁等矿物质都比粳米多。因此，它不但具有良好的食用价值，还具有非常好的药用价值，有"济世之良谷"的说法。

绿豆中的蛋白质比鸡肉多，钙是鸡肉的7倍，铁是鸡肉的4到5倍，并有丰富的维生素C、维生素B族、胡萝卜素等。**在中医中，绿豆可以入药，具有清热解暑、清血利尿、明目降压等功效。**

绿豆还有排毒美肤，抗过敏的功能。比如容易口角长疮、溃烂，易长痘痘、常有过敏现象的人，应多吃绿豆。长期多吃绿豆，可以清热去火，使得这种现象很快就会得到改善。

绿豆性属寒凉，适宜暑热天气或中暑时烦躁闷乱者食用且疗效显著。

健康食谱

自制绿豆沙

【原料】绿豆250克，食用油100克，白糖200克，熟面粉15克。

【做法】

1. 绿豆挑去坏豆后，用清水泡发；

2. 将泡好的绿豆清洗干净，加入适量水，放入压力锅中煮至软烂；

3. 煮烂的绿豆倒入料理机里，搅拌成绿豆泥；

4. 搅拌好的绿豆泥，倒入锅中，加白糖，搅拌均匀煮至白糖溶化；

5. 分三次加入食用油，每一次加入后都要翻炒至油和绿豆泥完全融合；

6. 三次油加完后，绿豆沙也开始变得有点干起来了；

7. 再炒片刻，待绿豆沙能成团的时候加入熟面粉；

8. 炒至绿豆沙不粘锅，而且抱成团即可装入面盆里晾凉，凉后会变得更干。

【功效】

绿豆沙是一种非常好的解暑食品，能清热消暑、解毒消痛、利尿除湿，适宜火气大的人饮用。

【注意】

豆沙含有较多的淀粉，一次吃得过多会导致腹胀。绿豆性寒，素体虚寒者不宜多食或久食，脾胃虚寒泄泻者慎食。

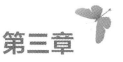

第三章
本草中药谨慎用——心宁神安身舒畅

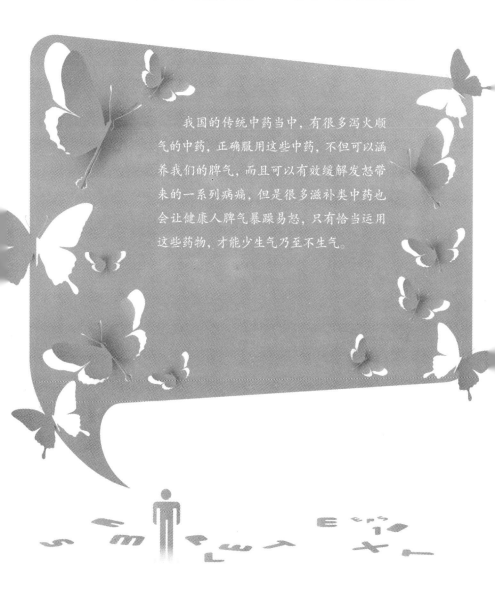

　　我国的传统中药当中，有很多泻火顺气的中药，正确服用这些中药，不但可以涵养我们的脾气，而且可以有效缓解发怒带来的一系列病痛，但是很多滋补类中药也会让健康人脾气暴躁易怒，只有恰当运用这些药物，才能少生气乃至不生气。

鹿茸——大热补品，要谨慎服用

　　鹿茸是雄鹿的嫩角没有长成硬骨时，带茸毛，含血液的部分。鹿茸是一种贵重的中药，用作滋补强壮剂，对虚弱、神经衰弱等症有疗效。鹿茸是我们古代的常用中药，《神农本草经》将其列为中品。由于出产鹿茸的动物不同，鹿茸又可以分为分为花鹿茸（黄毛茸）和马鹿茸（青毛茸）两种；由于采收方法不同又分为砍茸与锯茸两种；由于枝杈多少及老嫩不同，又可分为鞍子、二杠、挂角、三岔、花砍茸、莲花等多种。

　　鹿茸的保健作用非常高，是良好的全身强壮药。鹿茸含有比人参更丰富的氨基酸、卵磷脂、维生素和微量元素等。有较好的保健作用。鹿茸可以提高机体的细胞免疫和体液免疫功能，促进淋巴细胞的转化，具有免疫促进剂的作用。它能增加机体对外界的防御能力，调节体内的免疫平衡而避免疾病发生和促进创伤愈合、病体康复，从而起到强壮身体、抵抗衰老的作用。

　　不过，鹿茸虽好，不是人人都能服用，尤其不适合阴虚阳盛者服用。服用本品宜从小量开始，缓缓增加，不宜骤然大量食用，以免阳升风动，或伤阴动血。尤其是在动怒的时候，贸然服用鹿茸，会让身体变得燥热，轻则口干舌燥、出鼻血，重则危及生命。

淫羊藿——热性药品，要谨慎服用

　　淫羊藿是我国传统补肾壮阳中药，可以补肾阳，强筋骨，祛风湿。特别适用于肾虚阳痿、遗精早泄、腰膝痿软、肢冷畏寒。除此之外，由于淫羊藿的走串性和热性较强，所以可以用于治风湿痹痛偏于寒湿者，以及四肢麻木不仁或筋骨拘挛等。**但是贸然使用淫羊藿，往往会由于热毒累积产生一系列难以想象的后果。**

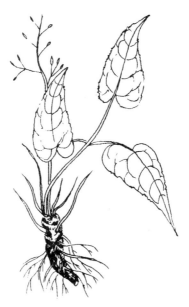

淫羊藿

仙茅——阴虚火旺者忌服

　　仙茅，又名地棕，独茅，山党参，仙茅参，海南参，茅爪子，婆罗门参等等。仙茅最早作为药物记载于《海药本草》："其叶似茅，根状茎久服益精补髓，增添精神，故有仙茅之称。"仙茅具有补肾助阳、益精血、强筋骨和行血消肿的作用，主要用于肾阳不足、阳痿遗精、虚痨内伤和筋骨疼痛等病症。仙茅相比鹿茸而言，热性较小，但是同样不适合阴虚火旺患者服用。**尤其是在生气的时候，贸然服用仙茅，轻则口干舌燥，重则会导致心脏血管疾病的发作。**

补骨脂——阴虚火旺者忌服

　　补骨脂又名破故纸，味辛、苦，性温，可以有效补肾温阳。经常用于下腹虚寒导致的之阳痿、遗精、早泄、腰酸膝冷、小便频数、遗尿；脾肾阳虚之五更泄泻；肾虚气喘等病症。

　　补骨脂常用于以下传统方剂：①四神丸（出自《证治准绳》）：补骨脂、肉豆蔻、吴茱萸、五味子，治疗脾肾虚寒的五更泄泻。②补骨脂丸（出自《本草纲目》）：补骨脂、菟丝子、胡桃肉、乳香、没药、沉香，治疗下元虚败，脚手沉重，夜多盗汗。除上述药物之外，在治疗肾虚腰痛的青娥丸中补骨脂也是重要的药物。

但是，在动怒的时候，贸然服用补骨脂，轻则口干舌燥，重则危及生命。

沙苑子——药性燥热，热证者忌服

沙苑子又名沙苑蒺藜，同州白蒺藜，沙苑白蒺藜，沙苑蒺藜子等，是豆科植物扁茎黄芪或华黄芪的种子。

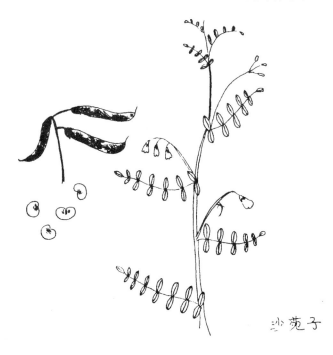

沙苑子

沙苑子是我国传统补肾药物，在多部中药典籍中都有记载，《本草衍义》中记载沙苑子可以补肾。《本草纲目》中评价沙苑子："补肾，治腰痛泄精，虚损劳乏。"《本草从新》则记载沙苑子有"补肾，强阴，益精，明目。治带下，痔漏，阴癞"，"性能固精"之效。同时，沙苑子还可以"止遗沥，尿血，缩小便。"

不过，沙苑子功效虽多，但是因为其药性燥热所以阳强易举者忌服，热症患者以及体内严重湿热者禁用，否则容易导致脾气暴躁，容易发怒。

益智仁——燥热中药，谨慎服用

益智是一种中草药，又名益智子，摘芋子，是姜科多年生草本植物益智的干燥成熟果实。夏，秋间果实由绿变红时采收，然后再晒干或者低温干燥。益智子有补肾防衰的作用，主治温脾止泻，摄唾液，暖肾，固精缩尿。

益智仁始载于《本草拾遗》："益智出昆仑及交趾国，今岭南州群往往有之。"《图经本草》说："益智子似连翘子头未开者，苗叶花根与豆蔻无别，惟子小耳。"《证类本草》李时珍引《南方草木状》说："益智二月花，连着实，五六月熟。"

历代医家及本草论著都说益智仁能补肾壮阳，固精缩尿，温脾止泄，悦色延年，提高记忆力，而且"久服轻身"，的确是一味补肾防衰良药。据现代药理研究证实，益智仁含有多种化合物，能够增强阳虚动物的脾脏和增加胸腺重量，并能改善阳虚动物的营养、体重和耐受力等，对阳虚怕冷的病人有明显的强壮和治疗作用。

不过，益智子虽然效果很多，但是因为性子比较燥热，正常人使用最大的副作用就是口干舌燥，脾气暴躁，所以必须在医生指导下谨慎用药，以免造成药物中毒，产生危险。

茯苓——养心安神，增强免疫

茯苓，又名云苓、松苓、茯灵，是寄生在马尾松或者赤松根部的真菌类生物，外形像甘薯，外皮黑褐色，鲜品里面有白色或粉红色的浆液。

茯苓性平，味甘、淡，传统中医理论认为茯苓有利水渗湿、益脾和胃、宁心安神的效果。因为茯苓用途广泛，而且可以不分四季，与多种药物配伍，在寒、温、风、湿的治疗中都发挥了作用，所以古人称茯苓为"四时神药"。现代医学研究还证实，茯苓可以显著增强机体免疫功能。

茯苓之所以可以强心护心，主要是因为茯苓有利水渗湿的功效。因为心脏对应五行当中的"火"，所以心脏喜燥恶湿，而茯苓最大的功效就是可以祛除体内多余的湿气。

最重要的是，茯苓药性平和，利水祛湿而不伤正气，所以茯苓是一位安全的、具有补益作用的祛湿药。

茯苓强心护心的另外一个方面体现在茯苓可以健脾，同时能够解决体内痰湿过重引起的种种疾病，尤其能够缓解和消除痰迷心窍引起的种种症状。

除此之外，茯苓可以养心安神，因此可以有效治疗和缓解心神不安、心悸以及由此产生的失眠等症。

健康食谱

荷叶茯苓粥

【原料】荷叶1张（鲜、干均可），茯苓50克，粳米或小米100克，白糖适量。

【做法】

1. 先将荷叶煎汤去渣；

2. 将茯苓、洗净的粳米或小米加入药汤中，同煮为粥，出锅前加白糖调味即可。

【功效】清热解暑，宁心安神，对心血管疾病、神经衰弱者有辅助治疗作用。

茯苓冬瓜鸭汤

【原料】茯苓15克，冬瓜200克，鸭边腿1～2只，姜5克，盐、清水适量。

【做法】

1. 茯苓用清水迅速冲洗干净；

2. 姜切片，冬瓜去皮去籽后切片；

3. 鸭边腿切块后滚水焯去血水备用；

4. 姜用油烹香后捞出备用；

5. 鸭块入烹过姜的油中煸出香味；

6. 将上述食材一同入锅，加入适量的清水，大火滚开后转小火约30分钟；

7. 最后放入冬瓜再煮约10分钟，鸭肉软烂，加入调味品调味即可。

【功效】茯苓：安神，和胃，健脾；冬瓜：化痰，利水，清热；鸭肉：滋阴养胃，利水消肿。三者都适合与体热、上火的人食用。

麦冬——清心去烦，滋补肺胃

麦冬因为民间常栽其于门前阶边，所以又被称为麦门冬，麦冬的叶子类似韭菜和麦苗，生命力极其顽强，经冬不败，所以被称为"麦冬"。

中药当中的麦冬指的是麦冬的块根，因其药性阴柔，同时滋而不腻，清热而不伤元气而被《神农本草经》列为上品。**麦冬不仅可以清心去烦，而且能够滋补肺胃的津液，对于体内热毒过多导致的心气不旺，肺痿吐脓、便秘等病症有着很好的治疗作用。**

此外，麦冬还可以显著改善心肌收缩无力，同时可以提升心脏泵血功能，并且对心肌有良好的保护功能，而且能够帮助已经受损的心肌细胞得到修复，大幅度减少心肌细胞的坏死。除此之外，麦冬还可以显著增强人体的抗缺氧能力，并且有一定的抗菌作用。

不过，麦冬虽然可以补心，但是却不是适用于所有人，尤其是气虚体寒者不宜服用麦冬。

健康食谱

麦冬粥

【原料】麦冬30克，粳米100克，冰糖适量。

【做法】

1. 将麦冬切碎入锅，加入清水适量，先浸渍2小时，再煎煮40分钟，滤取药汁；

2. 将粳米洗净，放入锅内，加清水适量，先用武火煮沸，再用文火煎熬15分钟，加入麦门冬煎汁和少量冰糖，搅拌均匀，继续煎煮20分钟左右，以米熟为度。

【功效】滋阴润肺，清心养胃。适用于肺阴亏虚所致的咳嗽、痰少、咯血，和胃阴亏虚所致的食少反胃、咽干口燥、大便燥结等。

莲子——强心降血压，涵养好脾气

无论是在我国的传统医学当中，还是在我国的传统饮食当中，莲子都是一味常见的药食两用的食物。中医学认为，莲子不但可以补足五脏，而且对加强人体十二经脉的气血流通都具有十分强大的作用，能够保证人体内血脉通畅，加快人体内的血液循环。心脏病患者可以在日常生活当中有意多吃一些莲子，尤其是莲子心，因为这种物质味苦、性寒，但不伤阳气。这对于经常发脾气导致元气耗损的人是最适合的补品。

莲子有十分显著的强心作用，这是因为莲子当中的主要成分——莲心碱有很强的降血压以及抗心律不齐的作用。所以，患有心律不齐的老年人，也可以在日常饮食中有意添加一些莲子。

莲子有两种，一种是未去掉内层果皮的红莲子，一种是去掉内层果皮的白莲子，这两种莲子无论是烹饪方法还是口感味道都相差无几，但是消费者在选购的时候，还是尽量选择没有去掉内层果皮的红莲子为佳，因为这种莲子虽然外形不如白莲子漂亮，但是营养比白莲子要全面得多。

无论是红莲子还是白莲子，在选购的时候，应当以形状端正、饱满、整齐者为上品。莲子最忌受潮受热，受潮受热的莲子不但口感极苦，而且容易被虫蛀，尤其是发霉变黄的莲子更是不能食用，因其口感不好，而且含有大量毒素，会对人体健康造成危害。

每到夏天，人们都会买一些新鲜莲子来吃，但是正如《本草纲目拾遗》中说的那样，莲子"生则胀人腹"。新鲜莲子虽然别有一番风味，但是不能多吃，否则就会伤及脾胃，引起腹胀、腹泻。

莲子适合大多数人食用，尤其是适合体质虚弱、失眠健忘、食欲不振的中老年人食用，但是莲子性涩，易阻滞心气，所以腹部胀满、大便干燥、外感风寒者不宜使用。

日常生活当中，很多人在食用莲子的时候，往往会剔除苦苦的莲心。**实际上，莲心虽然不起眼，但是它与莲子一样，也是一味清心安神、止血降压的良药，尤其适于心火上亢者食用。**但是因为莲心味道十分清苦，所以不妨用其泡茶，代替日常饮水。

健康食谱

莲子红枣桂圆羹

【原料】莲子 30 克，红枣、桂圆肉各 20 克，冰糖适量。

【做法】

1. 莲子去心，红枣去核；

2. 将莲子、红枣、桂圆一同放入沙锅内，加清水文火炖至莲子酥烂，下冰糖调味即可。

【功效】健脾补血、养心安神，用于心脾两虚之神疲乏力、心悸怔忡、头晕失眠等症，还可作为妇女日常保健食品。

冰糖炖莲子

【原料】莲子、冰糖、清水各适量。

【做法】

1. 去除莲子芯；

2. 干莲子加清水浸泡；

3. 洗净后装入炖碗中；

4. 放上适量的冰糖和清水；

5. 小火炖 3 小时。

【**功效**】莲子：养心安神、止泻、补脾；冰糖：和胃、健脾、润肺止咳。这道汤对于缓解人的烦躁情绪具有良好的作用。

百合——清心除烦，宁心安神

百合，指的是百合科植物的球状鳞茎。自古以来，百合不但可以作为蔬菜食用，而且是一味治病的良药。最新的医学研究成果显示，百合当中所含的百合甙 A、甙 B 等物质对人体的益处与人参当中所含的人参皂苷对人体的益处极为类似，所以百合又有"中条参"之称。据记载，百合可以"去邪气腹胀心痛，利大小便、补中益气"。**百合性甘、味淡、微寒，对于心肺都有很好的安抚滋补作用**。同时，百合还具有清热利尿、祛湿安眠、镇静助眠、止血解表等功效，能够有效预防心慌心悸，以及心气不足和心肺不和引起的失眠多梦、虚烦不安等症。

对于慢性肺心病患者，以及心气不旺患者来说，百合有着润肺补心、滋养心脏的功效，尤其是一些久咳不愈，而且一咳嗽感觉心脏不适的患者，不妨用鲜百合与大米熬粥食用，其效果比《红楼梦》中薛宝钗给林黛玉开出的"燕窝粥"的效果都要好，尤其是在夏天，还可以在百合粥当中加入一些红豆或者绿豆，这样不仅可以防止心火上亢引起的失眠，而且能够宁心安神，滋补五脏。

值得注意的是，百合性寒凉，风寒感冒引起的咳嗽患者不宜食用。

健康食谱

木瓜莲子百合汤

【原料】木瓜1个，莲子100克，干百合20克，麦冬15克，冰糖适量。

【做法】

1. 将木瓜、莲子、干百合、麦冬洗净，百合、莲子、麦冬洗后稍浸泡；

2. 木瓜去皮去籽，切块待用；

3. 将百合、莲子放入煮锅，加清水1 500毫升，以大火煮开后转小火煮20分钟；

4. 放入木瓜及适量冰糖，继续煮15分钟即可。

【功效】木瓜滋阴养胃，且富含维生素B；莲子宁心安神，有助睡眠，百合清心除烦；麦冬益胃生津。此汤清甜可口，对于消除节后油腻非常有帮助，且具有清心火，去除疲劳的功效。

百合煲香蕉

【原料】

百合20克，香蕉2～3支。

【做法】

1. 将百合用水稍微过滤一下，与剥好的香蕉都放入锅中；

2. 加入适量的冰糖于锅中，与香蕉与百合一起，以调味；

3. 加水于锅中，一般水以没过香蕉、百合即可，将锅放于火上炖煮，令冰糖溶化于水中，给香蕉与百合起到很好的调味的作用；

4. 等到水开始沸腾，冒泡时即是煮熟了，便可以关火，盛出来食用。

【功效】

香蕉是淀粉质丰富的有益水果，味甘性寒，可清热润肠，促进肠胃蠕动。而百合的功效见于润肺止咳，清心安神，补中益气，清热利尿，清热解毒，凉血止血，健脾和胃。两者结合，既能够有效的清肠，促进肠胃的消化及蠕动，也能够润肺润嗓。

竹叶——清除心火，凉心健脾

中药当中的竹叶，如无特别说明，通常所指的是淡竹叶。淡竹叶，俗称山鸡米，是禾本科植物淡竹叶的地上部分采摘后进行风干制成的。淡竹叶味甘淡，性寒。不仅能够清除心火，而且能够利尿通淋，可以有效缓解心火过盛导致的心烦口渴、神疲无力、口舌生疮等病症。**尤其是在炎炎夏日，用淡竹叶泡水可以有效缓解诸多因为心火上亢导致的不适，同时淡竹叶还对降低血压血脂有着显著疗效。**

健康食谱

竹叶小米粥

【原料】小米100克，淡竹叶30克，白糖适量。

【做法】

1. 将淡竹叶洗净，小米淘洗干净；

2. 淡竹叶水煮沸取汁，加水和小米，再续煮至粥成，以白糖调味。

【功效】清心火，除烦热，利小便。

荷叶——清暑利湿，养心降火

荷叶含有莲碱、原荷叶碱和荷叶碱等多种生物碱及维生素C，另外，还含有柠檬酸、苹果酸、葡萄糖酸、草酸、琥珀酸及其他抗有丝分裂作用的碱性成分。药理研究发现，荷叶具有解热、抑菌、解痉作用。经过炮制后的荷叶味苦涩、微咸，性辛凉，具有清暑利湿、升阳发散、祛瘀止血等作用，对多种病症均有一定疗效。

健康食谱

荷叶冬瓜粥

【原料】荷叶2张，冬瓜250克。

【做法】

1. 取新鲜荷叶两张；

2. 洗净后煎汤500毫升左右，滤后取汁备用；

3. 冬瓜 250 克，去皮，切成小块状；

4. 加入荷叶汁及粳米 30 克；

5. 煮成稀粥；

6. 加白糖适量，早、晚服用。

【功效】荷叶具有清凉解暑，止咳止津，冬瓜具有较强的清热解毒的效果，两者结合有很好地去热的疗效。在炎热的夏季，可以缓解人的火气。

酸枣仁——养心安神，有助睡眠

大家都有这样的感觉，一般来说，如果晚上睡不好，第二天的心情肯定不会好。所以让心情好、脾气好的最重要的一点，就是睡眠要好。

酸枣仁为鼠李科植物酸枣的干燥成熟种子。主要产于河北、河南、陕西、山西、辽宁、山东、甘肃等地。秋末冬初采收成熟果实，除去果肉及核壳，收集种子，晒干。生用或炒用，用时捣碎。

本品味甘、酸，性平，归心、肝、胆经，具有养心益肝、安神、敛汗、生津的功效，为养心安神的要药。主治心肝阴血亏虚，心失所养，神不守舍之心悸、怔忡、健忘、失眠、多梦、眩晕等症。《名医别录》记载："主心烦不得眠，……虚汗，烦渴，补中，益肝气，坚筋骨，助阴气。"本品常与当归、白芍、何首乌、龙眼肉等补血、补阴药配伍；若治肝虚有热之虚烦不眠，常与知母、茯苓、川芎等同用，如酸枣仁汤（《金匮要略》）；若心脾气血亏虚，惊悸不安，体倦失眠者，可以本品与黄芪、当归、党参等补养气血药配伍应用，如归脾汤（《校注妇人良方》）；若心肾不交，阴亏血少，心悸失眠，健忘梦遗者，又当与麦冬、生地、远志等合用，如天王补心丹（《摄生秘剖》）。此外，本品味酸能敛而有收敛止汗之功效，常用治体虚自汗、盗汗，可与五味子、山茱萸、黄芪等益气固表止汗药同用。

现代医学研究证明，酸枣仁中的皂苷、黄酮苷、水及醇提取物分别具有镇静催眠及抗心律失常作用，其水液及醇提取液还有抗惊厥、镇痛、降体温、降压作用。此外，酸枣仁还有降血脂、抗缺氧、抗肿瘤、抑制血小板聚集、增强免疫功能，及兴奋子宫的作用。

健康食谱

酸枣仁粥

【原料】酸枣仁 10 克，大米 100 克，白糖适量。

【做法】

1. 将酸枣仁洗净，放入锅中，加清水适量，浸泡 5～10 分钟；

2. 水煎取汁，加大米煮粥，待粥熟时加白糖调味，再煮一、二沸即成。每日 1 剂。

【功效】养心安神，生津敛汗。适用于心肝血虚所致的失眠、惊悸、怔忡，及体虚自汗、盗汗、津伤口渴等。

柏子仁——益智宁神，养心气

柏子仁，又名柏子、柏实、柏仁，是柏科植物侧柏的种仁。柏子仁从汉朝开始，就已经被作为中药应用了，《神农本草经》中记载，柏子仁具有"主惊悸、安五脏、益气、除湿痹，久服令人润泽、美色、耳目聪明、不饥不老、轻身延年"的功效。李时珍所著的《本草纲目》中也有关于柏子仁"养心气、润肾燥、益智宁神"的记载。心气足了，五脏不干不燥，神志明朗，心情和脾气自然会好。

晋代葛洪所著《抱朴子》中也记载了一则关于柏子仁的神话故事："汉成帝时，猎者于终南山见一人，无衣服，身皆生黑毛。跳坑越涧如飞，乃密伺其所在，合围取得，乃是一妇人。问之：言我是秦之宫人，关东贼至，秦王出降，惊走入山，饥无所食，泊欲饿死。有一老公，教我吃松柏叶、实，初时苦涩，后稍便吃，遂不复饥。冬不寒，夏不热，此女是秦人。至成帝时，三百余载也。"

虽然传说不可全信，但是我们却能从这个传说当中看出柏子仁对人体的益处。正如《本草纲目》中记载，柏子仁能够"养心气，润肾燥，安魂定魄，益智宁神。"**最重要的是，柏子仁不热不燥，能够润泽心肺，同时，由于柏子仁气味清香，善走窜，能够通透心肾，所以对于气血两虚**

导致的心血不足有着有很好的疗效。除此之外，柏子仁含有丰富的油分，因此能够有效缓解心火过盛引起的便秘，同时还可以避免寒凉泻下药物对心脏的危害。

柏子仁虽然用处很多，而且还有很神奇的传说，但是却不能多吃。因为柏子仁含油较多，所以长期腹泻者以及膈间多痰者不能食用。

健康食谱

柏子仁粥

【原料】柏子仁 10 ~ 15 克，粳米 50 ~ 100 克，蜂蜜适量。

【做法】

1. 先将柏子仁去尽皮、壳、杂质，捣烂；

2. 同粳米煮粥，待粥将熟时，加蜂蜜稍煮一二沸即可。每日服 2 次，2 ~ 3 天为一疗程。

【功效】润肠通便，养心安神。适用于心悸、失眠健忘、长期便秘或老年性便秘。

菊花——清热解毒，降火宁神

菊花不仅具有欣赏价值，还具有保健价值。在《本草纲目》中对菊花的药效有详细的记载：性甘、味寒，具有散风热、平肝明目之功效。《神农本草经》认为，"久饮菊花茶，能够利血气，使身体轻盈，能耐老而延寿"；又云：

别让生气伤了你的身体

白菊花茶能"主诸风头眩、肿痛、目欲脱、皮肤死肌、恶风湿痹，久服利气，轻身耐劳延年。"《本草经集注》云："菊花治头痛、眩晕、失眠、眼肿痛、多泪、皮肤麻木、风湿痛。"《清代随息居隐食谱》云："菊花能治头部和眼部疾病，养血、清热。"民间常用于明目、清热、治风热、头痛、眩晕等。

菊花有极佳发散解热之效，因此常用于外感风热、身重痛、畏寒、微汗等感冒初期症状，预防感冒也很有效。

菊花含有丰富的维生素 A，是维护眼睛健康的重要物质。凡视力模糊、眼底静脉瘀血、视神经炎、视网膜炎都可用菊花治疗。此外如角膜炎、结膜炎、喉咙炎等，菊花皆可配合薄荷、木贼草、谷精珠等凉性药物消炎。

整天与电脑或电器用品为伍的人，因接触辐射较多，眼睛会特别疲劳，若是常饮菊花茶，再放置一盆小雏菊，眼睛的疲劳就会得以缓解，血压也不会上升，情绪也会更加稳定。

另外，菊花对中枢神经有镇静作用，对神经性头痛、头晕有显著疗效。用菊花泡水作茶饮，可清热解毒，常服更可降火，有宁神静思的效用。

健康食谱

菊花金银茶

【原料】菊花 8 克，金银花 5 克。

【做法】

1. 将菊花与金银花一起放入锅中；

2. 将适量清水放入锅中，煎煮约 5 分钟后即可饮用。

【**功效**】有效地帮助去除身体热气，驱走暑热引起的烦躁，稳定情绪。

薄荷——疏泄肝火，缓解暴躁情绪

薄荷是常用中药，幼嫩茎尖可做菜食，全草又可入药，治感冒发热喉痛、头痛、目赤痛、肌肉疼痛、皮肤风疹瘙痒、麻疹不透等症，此外对痈、疽、疥、癣、漆疮亦有效。

薄荷含有薄荷醇，该物质可清新口气并具有多种药性，可缓解腹痛、胆囊问题如痉挛，还具有防腐杀菌、利尿、化痰、健胃和助消化等功效。**大量食用薄荷可导致失眠，但小剂量食用却有助于睡眠。**

另外，薄荷还有疏泄肝火的作用，帮助纾解因肝火太旺所引起的情绪暴躁问题。用薄荷泡茶喝，有疏风清热、降低肝火的作用，而且薄荷茶有清凉感，是清热、解毒、利尿的良药。

健康食谱

绿豆薄荷汤

【**原料**】绿豆、糯米、砂糖、薄荷叶、葡萄干、蔓越莓干、冰块各适量。

【**做法**】

1. 绿豆浸泡4小时以上，和糯米一起煮成绿豆糯米饭，煮好后趁热拌入砂糖，量根据个人对甜度的喜好调节，然后晾凉；

2. 薄荷叶放一升水煮沸，再煮五分钟，关火放凉，倒杯中冰箱冷藏（喜欢甜味的可少量加点糖）；

3. 前两步准备好后，挖一勺绿豆糯米饭放碗中，撒泡软的葡萄干和蔓越莓干，浇上冰镇薄荷汤，喜欢冰凉口感的再放两块冰块，即可食用。

【功效】促进汗腺分泌，增加散热，有发汗解热作用，还可以稳定情绪。

复方丹参酒——活血通气，纾解心情

【原料】丹参100克，延胡索50克，韭菜汁30毫升，白酒1 000毫升。

【做法】将前两味药切成薄片，放入容器中，加入白酒和韭菜汁，搅拌均匀后密封，浸泡7个昼夜后，用纱布过滤去渣，即可饮用。

【功效】活血通气，化瘀止痛。主治心绞痛，同时可以纾解心情，让人心气平和。

【服用方法和剂量】口服：每次15毫升，每天2次，服用时间根据自身体质与医生建议而定。

【注意】禁食生冷油腻辛辣食物，凝血功能不好者以及血液循环障碍者禁用。

桂姜酒——有益心脾，补气安神

【原料】肉桂 25 克，干姜 50 克，白酒 500 毫升。

【做法】将前两味中药切大薄片，置放入容器中，加入白酒，密封浸泡 5～10 日后，过滤去渣，即可饮用。

【功效】活血止痛，主治寒邪入体引起的心绞痛。尤其适合在冬天饮用，补充因生气而损失的元气。

【服用方法和剂量】口服：每次 15 毫升，每日服 2 次，服用时间根据自身体质与医生建议而定。

【注意】禁食生冷油腻辛辣食物，有上火症状者禁用，血液循环系统以及造血功能有问题者禁用。

冠心酒——开胸散结，清热除烦

【原料】栀子、三七粉各 20 克，丹参 30 克，瓜蒌、薤白、豆豉各 60 克，冰糖 400 克，白酒 1 000 毫升。

【做法】将前六种药材切成大薄片，放入容器内，加入白酒和冰糖，密封，浸泡 7 天后，过滤去渣，即可饮用。

【功效】开胸散结，活血理气、清热除烦，化瘀止痛。治疗并可预防冠心病心绞痛。尤其适合精神紧张，容易狂躁的人饮用。

【服用方法和剂量】口服：每次 15 毫升，每日服 2 次，服用时间根据自身体质与医生建议而定。预防冠心病以及心绞痛可以在每晚临睡前服 1 次。

【注意】禁食生冷油腻辛辣食物，凝血功能不好者禁用，妇女有过崩漏病史者禁用。

瓜葛红花酒——化痰祛湿，通络理气

【原料】檀香、红花各 15 克，瓜蒌皮、葛根各 25 克，桃仁、延胡索各 20 克，丹参 30 克，白酒 1 000 毫升。

【做法】将前七味药切成大薄片，或者捣碎成粗末，装入纱布袋，扎紧袋口，放入容器当中，用白酒浸泡 1 个月后即可饮用。

【功效】化痰祛湿，通络理气，活血止痛。适用于痰迷心窍导致的冠心病及胸闷心痛，体胖痰多，身体湿气过重，容易生气，易于疲劳等症。

【服用方法和剂量】口服：每日晚上服 10 毫升，服用时间根据自身体质与医生建议而定。

【注意】禁食生冷油腻辛辣食物，凝血功能不好者禁用，造血系统或者血液循环系统有问题者禁用。

双参山楂酒——理气通络，纾解心情

【原料】人参12克（或党参30克），丹参、山楂各60克，白酒1 000毫升。

【做法】将人参、丹参、山楂捣成极细末，装入细纱布袋内，扎紧袋口，用白酒浸泡15日后过滤去渣，清液装瓶备用。

【功效】理气通络，活血止痛。可以有效纾解心情，适用于气虚血瘀导致的冠心病，以及血瘀导致的胸痹等症。

【服用方法和剂量】口服：每次10毫升，每日服2～3次，服用时间根据自身体质与医生建议而定。

【注意】禁食生冷油腻辛辣食物，溃疡患者以及凝血造血和血液循环系统有问题者禁用。

养心安神酒——止渴去烦，补气安神

【原料】酸枣仁30克，枸杞子45克，五味子25克，大枣15枚（去核），香橼、何首乌各20克，白酒1 000毫升。

【做法】将酸枣仁、枸杞子、五味子、大枣、香橼、何首乌捣碎装入细纱布袋中，扎紧袋口，放于容器内，加入白酒密封浸泡。7 天后开封，去除药袋，过滤药渣即可饮用。

【功效】益气生津，止渴去烦，补气安神，延年益寿。能够有效补充元气，开胸健脾，适用于中老年人操劳日久、焦虑过度或病后体弱、气血虚亏所导致的头晕眼花、失眠健忘、气短心烦、肝气郁结、两胁胀痛等病症。

【服用方法和剂量】每日 1 次，每次 20 毫升，睡前用热水浸泡温热后饮用。

【注意】感冒未愈者及产妇和易上火者忌服。忌食生冷辛辣和过于油腻食物。

宁心安神酒——宁心安神、养心补气

【原料】桂花、白糖各 80 克，桂圆肉 300 克，白酒 1 000 毫升。

【做法】将桂花、白糖、桂圆肉装入细纱布袋中，扎紧袋口放入容器当中，加上白酒，最后放入白糖，密封 15 天后取出药袋，即可饮用。

【功效】宁心安神、养心补气。适用于心脾两虚所导致的口臭口干，手脚冰冷，易于疲劳等病症。

【服用方法和剂量】每日 1 次，每次 20 毫升。每晚睡前用热水浸泡至温后饮用。

【注意】忌食辛辣和不易消化的食物，忌过量饱食，糖尿病和肥胖症者禁用，高血压、高血糖以及体内湿气较重者禁用。

生脉益气酒——宁心安神，补气养血

【原料】麦冬 100 克，五味子 60 克，人参 30 克，白酒 1 000 毫升。

【做法】将麦冬、五味子、人参捣碎为细末，装入细纱布袋中，扎紧袋口，放进酒坛中，加入白酒密封浸泡 15 天后去掉药袋即可饮用。

【功效】宁心安神，补气养血。适用于中老年人大病初愈、气血两亏、津液耗伤等所导致的心慌气短、坐立不安、失眠多梦、口干舌燥、夜间盗汗病症。

【服用方法和剂量】每日 1 次，每次 15 毫升。清晨温饮为佳。

【注意】忌食辛辣刺激和不易消化的食物。忌过量饱食。血液系统有疾病者禁止饮用。

补心酒——益气补血，凝神补气

【原料】桂圆肉 20 克，生地黄 25 克，麦冬、柏子仁、茯苓、当归各 60 克，优质纯粮酿造黄酒 1 000 毫升。

【做法】将桂圆肉、生地黄、麦冬、柏子仁、茯苓、当归捣碎成细末，装入细纱布袋中，扎紧袋口放入酒坛内，加入黄酒密封浸泡7天即可开封饮用。

【功效】益气补血，凝神补气。适用于阴血亏损、心神不调导致的精神萎靡不振、面色萎黄、心烦气躁、失眠健忘、夜间盗汗等症。

【服用方法和剂量】每日2次，每次10~15毫升。亦可每晚睡前用热水隔水浸泡至温后饮用10~15毫升。

【注意】忌食辛辣油腻刺激性的食物，忌过量饱食。高血压、高脂血症，造血以及血液循环系统有问题者禁用。

莲子酒——安神补气，纾解心情

【原料】莲子100克，白酒1 000毫升。

【做法】莲子去掉皮和心后，放入容器，注入白酒，密封浸泡15天，每日晃动多次。

【功效】健脾止泻、安神补气、纾解心情。适用于心悸心烦、失眠多梦、肾虚遗精、脾虚腹泻等症。

【服用方法和剂量】每次10毫升，每日服2次。

【注意】禁食生冷油腻辛辣食物。高血压、高脂血症以及血液循环障碍者禁用。

茯苓酒——调和心脾，安神益寿

【原料】无硫白茯苓150克，白酒1 000毫升。

【做法】将茯苓切成小块放入白酒中，密封浸泡30天，取清澈酒液饮用。

【功效】安神益寿、养心健脾。适用于心脾不和，生气暴躁引起的身体倦怠、肌肉无力以及惊悸、夜间失眠、健忘多梦等症。

【服用方法和剂量】每日2～3次，每次15～20毫升，服用时间根据自身体质与医生建议而定。

【注意】禁食生冷油腻辛辣食物。心脑血管有疾病者要咨询医生后再决定是否可以饮用，以及饮用量为多少。

当归菊花酒——安定心神，旺盛精神

【原料】当归、菊花各6克，龙眼肉48克，枸杞子24克，白酒1 000毫升。

【做法】将当归（酒洗晾干）、菊花（去蒂去灰）、枸杞子（去灰）、龙眼肉用细纱布袋包好，放入白酒中，密封浸泡30天，即可饮用。

【**功效**】补益五脏，调和气血，安定心神，旺盛精神，滋润容颜。适用于心血两亏、面色萎黄暗淡、头晕目眩、失眠多梦、心悸不安等症。

【**服用方法和剂量**】每次 15~20 毫升，每日服 2 次，服用时间根据自身体质与医生建议而定，或随量饮服。

【**注意**】心脑血管以及血液系统疾病患者必须经医生许可后方可饮用。

桑龙酒——养心健脾，气血双补

【**原料**】桑葚子、桂圆肉各 200 克，白酒 1 000 毫升。

【**做法**】桑葚子、桂圆肉加入酒中，密封浸泡，每日多次摇动，20 天后可以服用。

【**功效**】养心健脾，气血双补。适用于心血亏损、惊悸失眠、健忘多梦等症。

【**服用方法和剂量**】每日 2 次，早晚各随量饮用，但是每次最多不能超过 20 毫升。服用时间根据自身体质与医生建议而定。

【**注意**】易上火者禁用，高血压高脂血症者禁用。血液循环系统有障碍者禁用。

七宝酒——益气补肾，延缓衰老

【原料】枸杞子、菟丝子各 35 克，茯苓 50 克，何首乌、破故纸、牛膝各 20 克，当归 25 克，优质黄酒 2 升。

【做法】将枸杞子、菟丝子、茯苓、何首乌、破故纸、牛膝、当归分别捣成粗末，装入细纱布袋中，扎紧纱布袋口，放入于黄酒坛内密封浸泡 15 天去除药袋即可饮用。

【功效】益气补肾，延缓衰老。适用于中老年人肝肾两亏、气血不足导致的面色无华、皮肤干燥、须发早白、无名心烦尿频便干等病症。

【服用方法和剂量】口服：每日 2 次，每次 10 毫升，早晚空腹用热水隔水加热后温饮为宜。

【注意】四时外感未愈、湿热痰火内停者忌服。忌食生冷辛辣和不易消化的食物。

四补酒——益气补血，滋润容颜

【原料】肉苁蓉、何首乌、柏子仁、牛膝各 30 克，白酒 1 000 毫升。

【做法】将以上所有药物捣碎成粗末，放入容器中，加入白酒，密封，每日摇晃 1 次，浸泡 20 天后，过滤去渣，即可饮用。

【**功效**】益气补血，滋润容颜。适用于气血不足、面色萎黄等症。尤其适合由于反复暴怒引起的元气耗损。

【**服用方法和剂量**】每次服 10～15 毫升，每日服 2 次，服用时间根据自身体质与医生建议而定。

【**注意**】四时外感未愈、湿热痰火内停者忌服。忌食生冷辛辣和不易消化的食物。

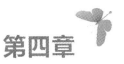

第四章

运动强身又健心——轻松甩掉坏脾气

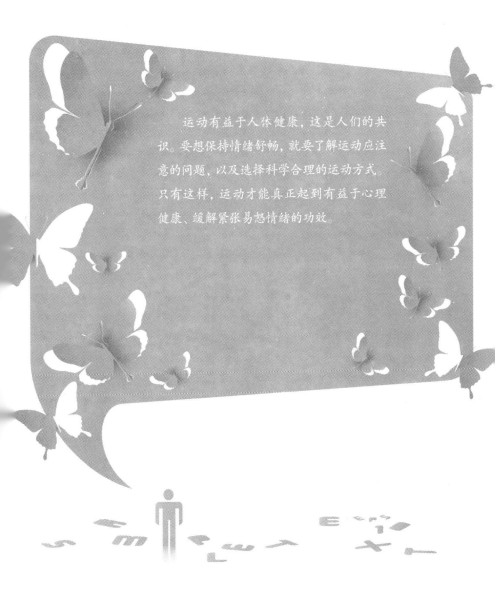

　　运动有益于人体健康，这是人们的共识。要想保持情绪舒畅，就要了解运动应注意的问题，以及选择科学合理的运动方式。只有这样，运动才能真正起到有益于心理健康、缓解紧张易怒情绪的功效。

运动对涵养脾气的好处

俗话说："生命在于运动。"因此，适当运动是心脏健康的必需条件，而适度、有规律的运动，能够有效减缓静止时和锻炼时的心率，从而大大提高心脏功能，保证心脏血脉畅通，加快新陈代谢，减少负面情绪和情绪的毒素。运动对于情绪有益处，对心脏有好处，主要体现在以下几个方面：

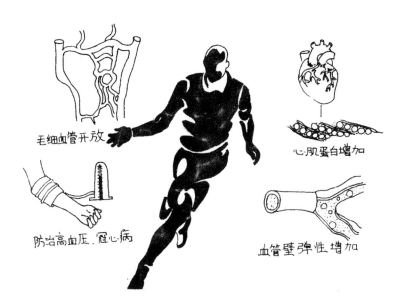

毛细血管开放

心肌蛋白增加

防治高血压、冠心病

血管壁弹性增加

1. 常常参加运动，可以促进心肌细胞内合成更多的蛋白质，促使心肌纤维增粗，而心肌纤维增粗可以直接增加

别让生气伤了你的身体

心脏的收缩力量，直接增加心脏每次搏动的射血量，加快人体的新陈代谢，有效促进人体的健康。

2. 适当运动还能够增加血管壁的弹性，从而有效避免高血压以及血管破裂等症状，同时，运动过程中肌肉会对血管产生适度的挤压，从而增加血管壁的弹性，预防或缓解退行性高血压症状。

3. 运动锻炼可以促进大量毛细血管开放，从而加快血液与组织液的交换，进而提高新陈代谢的水平，增强心脏的活力。

4. 运动锻炼还可以显著降低血脂含量、提升血液质量，使安静时脉搏徐缓和血压降低，有效地防治冠心病，高血压和动脉粥样硬化等疾病。

对于容易发怒或者经常发怒的人来说，由于长期发怒，所以心脑血管已经有了一定程度的损伤，因此运动应在医生的指导下，谨慎选择运动项目。一般来说，运动项目应该分为三个阶段：

第一阶段：热身运动

一般来说，时间为 15 ~ 20 分钟，以缓慢动作为主，主要目的是让身体温暖后，再做轻微的伸展运动（热身阶段不要做跳跃运动）。

第二阶段：有氧运动期

时间 25 ~ 30 分钟，运动节奏逐渐加快，尽量进行持续缓慢的运动，从而使肌肉消耗更多的氧，这有利于心脏活动的增强。由于在这个阶段会出现心跳加快，呼吸加深等现象，所以心脏病患者一旦感觉不适，应该立刻停止运动，必要的时候要去医院接受治疗。

第三阶段：放松期

心脏患病者在即将结束体育运动的时候，不能以"急刹车"的方式瞬间停止运动，而是应该长时间地使自己的四肢保持轻微的活动状态，一般可以采用原地踏步或是漫步的方式，等心跳呼吸均正常之后再逐渐停止运动。这样可以让心脏逐渐平静下来，从而避免对心脏的刺激，达到养心的目的。

体育运动要循序渐进

运动是改善脾气比较有效的方法之一，但是由于工作等各方面原因，很多人往往会选择在双休日进行集中式健身以弥补平时的锻炼不足。**但是，脾气暴躁的人本身就容易因为暴怒伤害心脏，因此运动更要循序渐进，并且要长期坚持，偶尔集中运动就像是暴饮暴食一样会伤害身体。**尤其是对于那些不能长期坚持运动的心脏病患者来说，偶尔剧烈运动一次，反而会加重生命器官的磨损、组织功能的丧失而致寿命缩短。

医学研究显示，30 岁后，人的各项生理机能以每年 0.75% ~1% 的速度下降，偶尔运动的心脏病患者和从不运动的心脏病患者，生理机能退化的速度是经常运动的人的 2

倍。统计学数据显示，运动者和不运动者相比，30~35 岁其衰老程度可相差 8 年，45 岁之后可相差 20 年，以后每过 10 年，差距递增 2 年。

但是，在现实生活中，周末集中健身的心脏病患者大多是一星期有 5 天在办公室里坐着，基本没有运动，身体实际上已经适应了这种"懒惰的"状态。一旦周末突然长时间集中锻炼，反而打破了前几天已经形成的生理和机体平衡，造成的恶劣危害其实比不运动更差。按照西医说法，心脏病患者的健身好处其实是锻炼痕迹不断积累的结果。**所谓锻炼痕迹，就是运动后留在健身者机体上的良性刺激以及身体对这种良性刺激产生的"记忆"，但是这种记忆要被持续性、经常性地加强才可以。**如果健身时间间隔过长，势必导致锻炼痕迹快速消失，那就相当于每一次锻炼都等于从头开始，身体自然不能适应。

心脏病患者因其自身体质具有特殊性，所以在锻炼的时候，不但应当循序渐进，更应该选择适宜的项目，利用茶余饭后的时间就地、就近进行适度锻炼，并且长期坚持，只有这样才能真正获得提高体能、增进健康的效果。

定时做有氧运动

有氧运动是有氧代谢运动的简称，顾名思义就是在有氧代谢状态下进行的运动。有氧运动的显著特点是，在运

动过程中，人体吸入的氧气与需求大致相等，达到生理上
的氧气平衡状态。

人们常说怒气，可见愤怒是常常存留在气息当中的，
有氧运动可以加快体内的气体循环，也就意味着可以减轻
怒气以及经常发怒对人体造成的危害。

与有氧运动对立的是无氧运动，也就是短时间内的急
速剧烈运动，例如百米冲刺等等，这种运动会让身体内的
葡萄糖代谢产生水和二氧化碳，同时由于无氧运动的时候，
人一般呼吸较少，所以这些物质不能被排出体外，自然会
对人体尤其是心脏造成危害。同时，无氧运动过程中，人
体往往会产生大量丙酮酸、乳酸等中间代谢产物，这些酸
性产物堆积在细胞和血液中，会让人感到全身疲乏无力、
肌肉酸痛，还会出现呼吸、心跳加快和心律失常，很有可
能引发心脏病的发作，严重的时候，还会危害生命。

不过，心脏病患者在选择有氧运动的时候，一定不能
急于求成，而应当循序渐进，并且要长期坚持，保证每次
有氧运动时间不应少于 20 分钟，并且逐渐延长运动时间，
同时每周要进行 3~5 次有氧运动，如果运动次数太少或者
间隔时间太长，就很难达到锻炼目的。运动项目要从低强
度到中强度乃至高强度逐渐增加，运动频率也应该逐渐加
大，尤其是中老年心脏病患者或者同时患有其他疾病的心
脏病患者，更要掌握好运动的尺度，并且最好在家人陪同
下，携带相应的急救药物进行运动。

容易生气的人应远离刺激性运动

随着社会的发展和进步，人们的运动方式也开始多种多样，刺激性运动以其形式多样，可以短时间内放松心理压力而受到很多年轻人，甚至中老年人的欢迎。常见的刺激运动包括过山车、云霄飞车、蹦极、跳伞等。

虽然这些刺激性运动极为时尚，但是，这些运动对人的心脑血管系统无疑是个巨大的挑战，尤其对于心脏系统本来就比较脆弱的人或者心脏病患者来说，刺激运动更是有害无益。

刺激运动之所以会伤害心脏，首先是因为进行刺激运动的时候，由于精神过于紧张，往往导致全身血管收缩，尤其是心血管收缩更是严重，但是，在这么短的时间内，心脏根本无法适应这种收缩，因此导致心脏病发作。除此之外，刺激运动中的巨大的落差变化，也会让全身的血液、体液和脏器在重力的作用下对心脏造成极大的冲击，损伤心脏。

即使是健康的年轻人，在进行刺激运动之前，也要进行严格的身体检查，否则也会造成悲剧。

据台湾《苹果日报》报道，一名台湾17岁少女在台湾新竹县六福村主题乐园游玩的时候，在乘坐刺激的悬吊式云霄飞车"笑傲飞鹰"后，吓得脸色惨白，突然瘫软休克，虽经急救送医仍回天乏术。医学界学者分析，这名患者很有可能是因为心脏病发作而死亡。

所以，无论是年轻人还是中老年人，在日常生活当中，都应当选择平稳缓和的方式进行运动，尽量避开那些看似时尚、实则危害巨大的刺激性运动。

运动要选择对的时间

对于情绪紧张易怒的人来说，运动不但可以激发身体潜能，而且能有效促进人体血液循环。殊不知，运动时间如果选择错误，不但不能养心，反而会危害人体健康。

在大多数人的观念当中，人们总是认为锻炼身体以早晨为最佳，其次是黄昏，因为在人们传统的观念当中，这两个时段的空气最为新鲜。但是，随着城市空气污染日益严重，最佳锻炼时间也应该有所变化。

一般说来，城市每日空气污染高峰期有两个，分别为日出和日落前后，尤其是在秋冬季节，城市上空空气温度高，低空以及地表气温低，导致城市中的大气对流近乎停止，以至低空当中的有害污染物不能向大气上层扩散，尤其是在工厂扎堆或者民间以柴火烧火做饭的农村，这种现象更为严重。

现代临床医学数据显示，一个健康的成年人每分钟呼吸 15~20 次，一天吸入空气约 10 多立方米。而在锻炼时，人体吸入的空气往往是正常状态下的 2 ~ 3 倍。因此，对于心脏病患者来说，锻炼时环境与时间的选择显得尤为重要。

那么，到底什么时间的空气最洁净、最健康呢？实验研究证明，北京时间每天上午 10 点与下午 3 点左右是一天当中空气较为洁净的时期。在这段时间进行锻炼，不仅可以在紧张之余得到很好的放松，而且能够呼吸到高质量的新鲜空气。

不过，由于地域、气候、季节的不同，具体的锻炼时间段也要根据实际情况进行调整，例如近年来，华北在秋冬季节经常出现重度雾霾。对心脏病患者而言，重度雾霾天气当中任何一个时间段都不能外出锻炼，如果想锻炼，也最好在室内进行。

太极拳——调节情绪，情志健康的运动

最新医学研究显示，经常打太极拳有助于增强人的心脏功能，尤其可以增强动脉血管的弹性。众所周知，动脉血管会因年龄的增加而逐渐老化，最终逐渐失去弹性，普通的体育锻炼包括力量训练往往只能改善人体肌肉的功能，但是却没有办法增加动脉的弹性，甚至会损伤动脉，打太极拳却可以在不损伤动脉的情况下增强肌肉力量，因此打太极拳十分适合中老年人来涵养脾气。

从现代医学的角度来看，太极拳也是一种有氧训练。

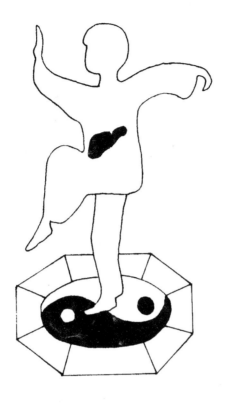

由于打太极拳时，精神集中，情绪稳定，可以在很大程度上放松神经，让心胸开阔，所以太极拳可以在根本上和心理层面上改善心脏功能。太极拳不需要专业的环境或者场地，可以随时随地选择合适的环境进行练习。所以，太极拳是一项简单易行的涵养脾气运动。

不过，太极拳虽然动作缓和、安全，但是对于一些长期不运动的中老年人来说，仍然存在一定的难度。所以，在练习太极拳的初期，应当采取循序渐进的方式进行练习，尤其是准备运动一定要充分，这样才能有效避免肌肉拉伤等运动伤害出现。

散步——让身心都放松的运动

俗话说："百练不如一走。"这里的"走"指的就是散步，散步不仅可以锻炼腿部功能，而且散步的时候，能够放松身心，舒缓紧张的神经，同时可以欣赏路旁优美的景色，可缓解和改善心情。不过，散步的方式多种多样，只有选择适合自己的散步方式，才能起到好的锻炼效果。较为安全的散步方式有以下两种：

1. 普通散步：每分钟走 60 ~ 90 步，每次 20 ~ 40 分钟。这种散步适合于冠心病、高血压、脑中风后遗症等其他心脏疾病的老年患者。

2. 倒行散步：步行时两手扶住后腰，背部挺直，缓步倒退走 50 步后再向前行 100 步，反复 5 ~ 10 次。这种散步方式可以有效增强心脏的收缩能力，尤其可以防止动脉硬化的发展，但是因为倒行具有一定的危险性，所以这种散步仅仅适合中青年人。

除此之外，在散步的时候，还可以配合摆臂或者揉腹，这样可以起到一举两得的作用。在进行散步运动时，尤其是晚间独自散步运动时，容易一时兴起，走路距离过长，容易造成身体疲惫，而且还会因为疲劳导致心理上对散步的抵触情绪，所以在散步距离不宜过长。散步的路线和场地也有选择，尽量不要选择泥泞或者过于光滑的线路，以免跌倒造成危险。

慢跑——顺畅血脉，心平气和

　　根据临床医学研究，慢跑不仅可以增强心脏功能，而且能够强化心脏周围的肌肉，使心脏整体更加强健。在慢跑过程当中，由于氧气需求量增加，可以有效促进身体内的陈旧气体全部排除，并将整个心脏完全利用起来，使得心脏每鼓动一次都可以泵出更多的血液。

　　慢跑还可以消耗身体当中多余的热量，并且能够调整和刺激神经中枢，减少食欲，减少因为暴饮暴食导致的心脏问题。心脏健康了，脾气自然就会好。

　　除此之外，慢跑也是一种安全自然的治疗便秘的药，所以大多数慢跑者的肠胃功能正常，很少患有便秘，自然心脏也不会被长期因为便秘所累积的毒素而伤害。除此之外，慢跑还可以降低血糖，降低心脏病危险；顺畅血脉，让人心平气和，这对保养心脏有着极大的好处。

骑自行车——心胸开阔，精神愉悦

　　发怒的根源就是热毒攻心，全身各个脏器当中受怒火

别让生气伤了你的身体

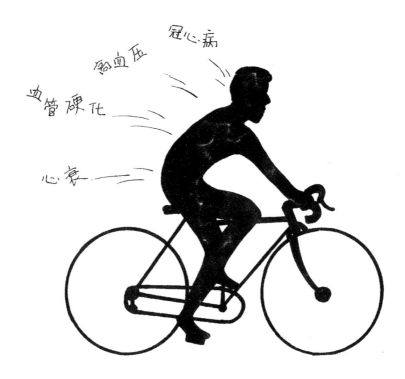

侵害最大的当属心脏。

　　骑行对于保养心脏，以及防止心脏功能疾病的发生有着重要的意义。因为骑行最大的好处是有效锻炼腿部的力量，从而将更多的血液从下半身送往心脏，这样不但可以给心脏更多的营养，而且能够有效强化心血管，促进心脏血液循环，使得心脏始终处于新鲜的空气和血液的包围之中，有效避免血管硬化和心脏的衰老。

　　骑自行车，可以有效避免高血压，而且能够强韧骨骼，同时可以有效预防粥样动脉硬化。除此之外，骑自行车的时候还能刺激人脑分泌一种荷尔蒙，这种荷尔蒙可以促使人心胸开朗、精神愉快。这些对于预防和缓解心脏疾病都是有益处的。

不过，与其他运动项目一样，骑自行车也要注意一些细节，才能真正利于心脏的健康。

1. 骑自行车所选的道路要平整、安全。

2. 尽量选择早晚空气清新的时候骑行。

3. 要多人结伴而行，不要独自骑行。

4. 量力而行，不要与人斗气"赛车"。

游泳——强健心肺，涵养脾气

游泳不仅能够对身体起到很好的锻炼作用，而且能够强健心肺，加速全身的血液循环，所以，对于健康人来说，游泳是一项很好的涵养脾气运动。

游泳之所以能够涵养脾气，主要是因为游泳是对整体的协调能力和全身运动的综合性锻炼，这种锻炼不但可以增强身休各部分肌肉的功能，而且可以对人体血管产生适度而安全的挤压，从而有效预防动脉硬化，最终起到预防心脏疾病的作用。但是，由于游泳对人整体的体能素质要求较高，所以中老年人尤其是有心脏病患者以及有心脏病史的人在游泳之前必须经过严格的身体检查，并且要在医生的指导下，制定出严格安全的运动处方之后才能游泳。除此之外，患有严重的心血管疾病、高血压、心结核、中

别让生气伤了你的身体

耳炎等疾病的中老年人，都不宜参加游泳，否则会加重病情甚至会发生意外。

即使是健康人，在游泳的时候，也要注意以下几个方面。

1. **在下水之前，要做好充分的准备活动。** 在下水前，绝对不能一下子跳入水中，否则很有可能因为心脏无法承受水中和水外的巨大反差，导致出现危险。应该可先用水拍打胸前背后，再缓慢入水。入水后之后不能马上剧烈游泳，应先在水中站立或行走，适应水中环境之后再游泳。

2. **水温低于18℃的时候，心脏有问题的人或者中老年人不要入水游泳。** 因为这些人群心血管调节功能较差，水温太低会加重心脏的负担，甚至危及生命。即使水温合适，老人也不要在水中逗留过久，因为水的传热较快，而老年人的产热功能较弱，时间一长必然会耗损心阳，造成危险。有条件者下水前要进行淋浴，一方面可以保持游泳池水的清洁，更重要的是使身体可以提前适应水中的环境。如果身上有汗，千万不要立即下水，应该擦干汗水后再下水游泳。

3. 下水之后，即使游泳技术不够熟练，也不要在水中站着或者飘着不动，而是应该在水中慢走、慢游10～15分钟之后上岸休息，等到身体暖和之后再下水，上岸休息时，一定要先将水擦干，有风时一定披上毛巾或浴巾，不要在风口处停留，防止感冒。

尤其是在夏天，相对于外界环境而言，水中温度较为舒适，所以大多数人在游泳的过程中，虽然还感觉不到累，其实已经过度劳累。**所以，即使是健康人，在水中持续活动时间也不能过长，否则就会导致危险，甚至会导致脱水。**

非对抗性球类——减压运动，缓解紧张

容易生气的人最大的特点就是好胜心强，所以一旦从事对抗性球类运动，必然会让脾气差的人变成一只好斗的公鸡。因此，为了不生气，也为了涵养脾气，爱生气的人应该尽量从事非对抗性球类运动。

非对抗性球类的主要代表是：保龄球和高尔夫球。

人们都知道，球类运动，不仅可以锻炼全身肌肉，防止动脉硬化，而且能够加速血液循环，使冠状动脉有足够的血液供给心肌，从而预防各种心脏病。而且球类运动还可以促使静脉血流回心脏，预防静脉内血栓形成。

与对抗性球类运动相比，非对抗性球类运动不但具有减压的效果，而且能够有效避免因为关心输赢而精神紧张导致的心脏病发作，这对于轻微的心脏病患者和中老年人来说尤为合适。

踢踢小腿——舒筋活络，缓解疲劳

著名相声演员马志明，在回忆他的父亲——著名相声表演艺术家马三立的长寿秘诀的时候，曾经说过，马三立先生长寿的最重要的原因就是心胸豁达，不计较得失，极少跟人吵架斗气。马三立每天早晨起来先做自创的保健操，包括弯腰、踢腿、摆臂等。正是这套动作并不剧烈的健身操，让瘦弱的马三立先生健康长寿。

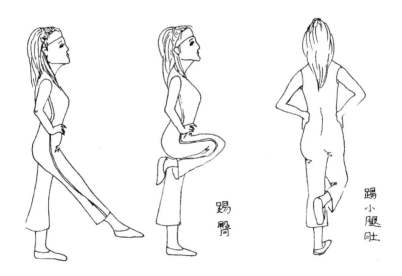

踢臀

踢小腿肚

马三立先生自创的健身操当中，最重要的一部分就是踢腿。

踢腿的方式有两种，一种是站稳，用脚跟踢臀部；另外一种就是一条腿站立，用另一条腿的脚面依次踢打站立腿的小腿后部肌肉的最高点或小腿后部肌肉的分叉处。两条腿按自己制定的规则交换进行踢打，力度视个人承受能力而定。在踢打过程中可以"加速——缓慢——加速"交替进行，每次 5～10 分钟即可。

无论哪种踢腿方式，都能有效刺激穴位，从而能够有效舒筋活络、缓解疲劳、祛除体内湿气，为喜干恶湿的心脏创造一个良好的环境，有效提高心脏供血能力，预防心脏疾病的发生。

值得注意的是，踢小腿虽然是一项好的运动，但是也不能时间过长，否则就会导致过多的血液流向下肢，身体其他器官的供血不足。**老年人或者经常头晕的人在做这项运动的时候不妨扶着牢固椅背、床头等，以保证锻炼时候的安全。**

下蹲运动——清除毒素，心情舒畅

俗话说："树老根先枯，人老腿先衰"，双腿有人体 50% 的神经、50% 的血管，流淌着 50% 的血液，因此双腿是人体重要的交通枢纽，被称为人体的"第二心脏"。因此，经常锻炼双腿，可以有效促进心脏的健康。只有心脏健康，血液里面的毒素才能及时被清除，血液干净了，自然也就不那么容易生气了。

别让生气伤了你的身体

　　在所有能够运动双腿的运动当中，最为简单、科学、安全的当属下蹲运动。下蹲时，身体的重量向下压挤腿部肌肉中的血管，加快下肢的静脉血液流向心脏；当身体起来时，解除了身体重量对下肢肌肉的挤压，从心脏泵出来的动脉血快速进入下肢，如此反复下蹲、起来、再下蹲，可以加快血液循环和新陈代谢；血液循环加强了，回心血量增加，可有效地改善心肌的血液供应和新陈代谢。

　　下蹲运动不用花钱，无需器具和场地，只要方便，在家里、办公室里或公园，只要有立足之地便可。所以，想要心脏健康，就时不时地做下蹲运动吧。不过，下蹲运动并不等于单纯的蹲下起立，这种运动也有一定的规律和要求。如果运动姿势不正确，不但不会受到良好的运动效果，反而会危害身体健康。

　　做下蹲运动的时候，要注意以下几点：

　　1. 开始运动的时候，要先放松全身的肌肉，双脚打开，与肩同宽，自然立正，脚尖和膝盖都必须朝着正前方。

　　2. 膝盖弯曲，直到大腿与地面平行为止（这一步的弯曲程度根据各人体力自行决定，老年人或初练者可先取用半蹲或1/4蹲），在完全蹲下之前停顿片段，这样最能锻炼腿部肌肉。

　　3. 向上站起时，不要用腿部硬撑，而是要用腰部的力气提起身体，同时要感觉整个脚掌在向下推压地面。

　　4. 从动作开始到结束，头部到腰部的躯干要始终保持笔直伸展的状态，身体也要始终处于"后坐"的姿势，膝盖的垂直线不要超过脚尖，否则容易栽倒，造成危险。进行下蹲运动的时候，要与呼吸配合，最好下蹲呼吸方式是一边下蹲，一边缓缓吸气，一边起立一边长长的呼气。

5. 下蹲运动要量力而行，尤其是在开始运动的时候，每次持续运动时间不要超过 15 分钟，体质较弱的人，可以在一天的多个时段内，分多次进行运动。

6. 患有高血压、糖尿病和有关节疾患的中老年人，都尽量不要做下蹲运动。

7. 对于经常头晕或者体质虚弱的人，在进行下蹲运动的时候，手应该牢牢把握住床头，下蹲速度应该尽量缓慢，避免因为速度过快造成危险，而且每天不宜超过 5 次，每次最多 10 个。

8. 初次练习下蹲运动的人，往往会出现肌肉酸痛的现象，这是由于运动使得肌肉中产生的乳酸等酸性物质在肌肉中积存而引起的，只要继续做几次轻微的下蹲运动，等酸性疲劳物质排出体外，身体就会轻松了。此外，做下蹲运动时，下蹲次数应该控制在每分钟 20～40 次之内，等到身体素质提高了，并且对这项运动适应了后再逐渐增加数量。

养心瑜伽——自我调节，消解怒火

附带深呼吸的瑜伽动作有助于消解怒火。"树式"姿势

别让生气伤了你的身体

有助于培养身体平衡感和清脑养血。每天做 1 遍以上。

　　动作要领

　　1. 双脚并拢站直。

　　2. 左脚掌贴于右腿内侧。

　　3. 双手在胸前合十，注意绷紧臀部和腹部。

　　4. 用胸式呼吸法吸气的同时双臂向上伸直。想象腿是树根，身体是树干，手臂是树枝。坚持 1 分钟。

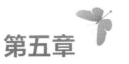

第五章

舒经通络养生——血脉畅通心气顺

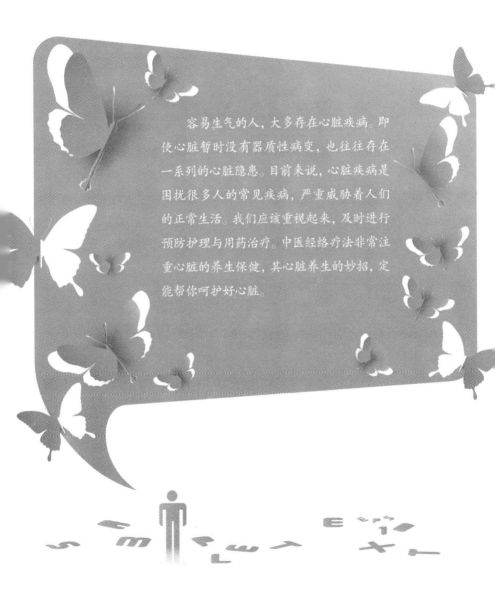

　　容易生气的人，大多存在心脏疾病。即使心脏暂时没有器质性病变，也往往存在一系列的心脏隐患。目前来说，心脏疾病是困扰很多人的常见疾病，严重威胁着人们的正常生活。我们应该重视起来，及时进行预防护理与用药治疗。中医经络疗法非常注重心脏的养生保健，其心脏养生的妙招，定能帮你呵护好心脏。

按摩——调和五脏，散气顺气

　　按摩是中国传统的理疗方式之一，它以中医的脏腑以及经络学说为主要理论基础，并结合中医的病理诊断方式，采用相应手法作用于人体体表的特定部位，从而达到调节机体生理、减轻病痛的目的。从本质上来说，按摩是一种物理的治疗方法，它通过手或者其他按摩器与身体接触，对皮肤下的肌肉进行积压或拉伸，从而达到疏通血脉，滑利关节，促进气血运行，调和五脏，增强人体抵抗力等目的。

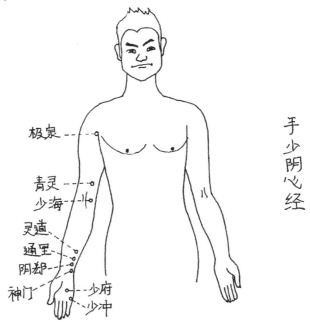

爱生气的人不适宜以西医方式进行治疗，相反，传统的按摩却能发挥巨大的作用。

按摩风池穴，缓解烦躁，平复心情

头部有很多的穴位可以缓解烦躁、平复心情，还能缓解发脾气所带来的症状，风池穴就是其中之一。《循经考穴编》中记载了它的位置："平耳坠微上，大筋外发际陷中，与翳风相齐"。人体的颈后部，后脑下方，有一处凹陷的部位，其两边有凸起的肌肉，就是风池穴。

按摩的时候，可以选择用手指的指腹，轻轻的按压风池穴，力道要保证有酸痛的感觉就可以了，每天坚持刺激这个穴位，能够缓解情绪的波动，减少因生气引起的头昏、头痛等症状，还能有效地缓解疲劳，缓解焦虑功效。

推擦心经，提升心脏血液循环能力

心经位于手臂掌面的内侧缘。推擦心经的做法十分简单，站立或者坐下均可，左手稍稍抬起，手心朝前上方，右手手掌自然弯曲，拇指在手臂内侧，其余四指在手臂外侧，然后沿心经从左手臂腋窝推擦至左手指尖，顺势返回后再行推擦。该动作反复 5 ~ 10 遍，让手臂产生温热感即可。推擦完毕之后再以同样方式，以左手推右手臂部的心经即可。

推擦心经，可以有效提升心脏的蓄氧量和血液循环能力，安全而缓慢地提升心脏每次搏动的射血能力，促进血液循环加快，有效缓解生气的症状，减少怒气对心脏的危害。

按揉极泉穴，宽胸理气治胸闷

极泉穴位于腋窝顶点，腋动脉搏动的地方。曲起肘部，手掌按于后颈部，摸腋窝中部部分，能感到动脉搏动的地方就是极泉穴。

极泉穴看似不起眼，但是却是尺神经、正中神经、前臂内侧皮神经及臂内侧皮神经等人体多条重要神经的交汇之地。而这些神经可以直接影响人们的情绪。

按揉极泉穴具有宽胸理气，通经活络的作用，主治心痛、胸闷、咽干、烦渴、干呕、目黄、臂肩不举、肘臂挛痛、冠心病、心绞痛、心包炎、脑血管病后遗症、肋间神经痛、瘰症等病症。此外按摩这个穴位，可以有效缓解情绪激动和紧张。

按摩极泉穴以能够感受到压力，但不能感受到疼痛的力度为宜。在按揉的时候，应当遵循少量多次，持之以恒的标准。如果想达到预防冠心病或者其他心脏疾病的目的，也可以用手对该穴位进行弹拨。

按揉灵道穴，辅助治疗心脏早搏

《黄帝内经》中说："心主神明。"而灵道穴则是直接通往心灵的通道。所以，心脏一旦出现问题，灵道穴就是首选急救穴位。

灵道穴找起来也十分容易，仔细观察我们的手掌，就会发现手掌下面有一条颜色很深的纹路，灵道穴就在这个纹下面1.5寸的位置，仔细摸摸这个区域，能够感觉这个区域有一条筋，灵道穴就在这条筋的外侧一点的位置。

按揉灵道穴的手法与传统的按摩点压的方法不同，在按摩这个穴位的时候，应往里掐着揉。而且每天揉的时间不宜过长，每次2~3分钟，每天按摩3次即可。

灵道穴可以说是一个专治心病的穴位，不仅仅可以预防和辅助治疗心脏早搏、房颤等心脏疾病，而且能够舒缓心情，缓解紧张情绪，放松心情。如果我们遇到重大感情挫折或者事业挫折，觉得心里憋屈的时候，可以多多按揉灵道穴，让心情变得舒畅一些。

按揉通里穴，让心脏气血通畅

通里穴位于手臂掌面内侧缘，手腕部最粗的那条横纹上第二横指处。按摩通里穴的时候，站立或者端坐均可，以左手拇指指腹按揉右手通里穴。每天保证按摩两三次，每次1~2分钟即可。

通里穴，顾名思义，就是可以让心脏气血通畅的穴位，血脉畅通了，生命源泉自然也就不会停息。

大多数人在刚刚按摩通里穴的时候，会感到轻微的酸麻胀痛，这个时候应该减小按摩力度，但不能停止按摩。坚持一段时间，你会发现，不但这个穴位按摩不再疼痛，而且心脏也健康了很多。

按揉神门穴，缓解愤怒导致的心脏早搏

神门穴位于手腕内侧，小指边的手腕部最粗的那条横纹上。神门穴，从这个名字上，我们就知道这个穴位是人体的神明之门。在中医传统理论当中，心主神明，所以神门穴也是一个专治心病的穴位，如果我们出现因为愤怒导致的心脏早搏、房颤的情况，而且手头又没有对应的急救药物，可以采用按摩神门穴的方法，这样能够缓解症状。

平时，我们也可以经常按揉此穴位，以达到补益心脏的元气、滋养保护心脏的目的。不过，按揉神门穴的次数不宜过多，时间也不宜过长，每次按揉2~3分钟，每天3次即可。

推擦心包经，强健心肌舒缓情绪

　　心包经位于上臂掌侧面中间。按摩心包经的时候，一般要先坐好，左手搭在左腿上或放在办公桌、书桌上面，手心向上，以右手掌根或大鱼际，推擦左手臂的心包经，往返 5 ~ 10 次，以左手臂产生温热感、皮肤微微发红为度。随后，以此法以左手掌根或大鱼际擦右手臂的心包经，往返 5 ~ 10 次，同样以右手臂产生温热感、皮肤微微发红为度。

　　按摩心包经可以有效增强心脏的搏动能力，强健心肌。此外，按摩心包经还可以让已经衰弱的心气变得活跃起来，从而提升人整体的身体素质和精神面貌。

按揉内关穴，辅助治疗心动过缓

　　内关穴位于前臂正中，手腕部最粗的那条横纹上 2 寸，掌长肌腱与桡侧腕曲肌腱之间。

　　内关穴是多条经脉的交汇点，按揉这个穴位可以有效预防和治疗心、心包疾病以及与情志失和、心气不旺引起的脏腑器官等病变。尤其对于心动过缓、心绞痛、胸胁痛等一系列的心脏疾病有着一定的辅助治疗作用。

　　不过，每次按揉内关穴的时间不宜过长，一般应控制在 20～30 分钟以内。按揉的力度也不宜过大，以免对病人心脏造成伤害。

按揉劳宫穴，清心热，泻肝火

劳宫穴，劳是劳作的意思，宫是宫殿的意思。劳宫穴位于手掌当中，在掌心横纹中，第三掌骨的桡侧，屈指握拳时，中指指尖所点处大概就是劳宫穴。

因为古代的劳动人民大多是在土地当中劳作，而五脏中的脾对应的又是五行中的土，所以该穴位最大作用就是让土中的水气化为气，避免湿气对心脏的危害，和湿气郁结导致的狂躁易怒。

按揉劳宫穴还具有安神和胃、息风凉血、通经祛湿的功效。对于心痛、癫狂、中风、口舌生疮、口臭、中暑、癔症、口腔炎、发热无汗等疾病有着较好的辅助治疗的作用。

按摩劳宫穴的时候，可以采用按压、揉擦等多种方法，每只手操作 10 分钟，每天 2～3 次即可，也可以用手指关节进行按揉，以达到更明显的效果。

按摩膻中穴，疏泄怒气

当你生气的时候，是否感觉周围的空气都变得稀薄了，有种喘不过气的感觉，胸腔会不断大幅度的起伏。这个时候首先应深呼吸，让胸腔起伏变得平缓，再找到你的乳头之间连线的中点，双手拇指腹自膻中穴向外推送，这个穴位是膻中穴，按摩这里会觉得心情得到了一定程度的疏泄。

中医的经络与穴位是共同存在着的，一个穴位可能会有多条经络交汇，膻中穴就是这样的穴位。膻中穴用于治疗气病自古有之，而膻中指的是任脉之气在此吸暖胀散。膻中穴是很多经络的交汇穴，足太阴、手太阳、足少阳、手少阳都交汇于此，所以现代医学也认为膻中穴具有调节神经，松弛平滑肌，以及扩张血管等作用。按揉它对于各类的"气"病都有很好的治疗效果，胸闷、哮喘、心悸、心烦等症状都能很好地缓解和治疗。

按摩太冲穴，清肝火，缓和心情

对中医稍有了解的人都知道太冲穴是肝经的原穴，肝火旺的人，会在太冲这个肝经上的原穴上显现一些症状，表现为对外界敏感，有压痛感，甚至软组织发生异常。气走肝经，而原穴太冲往往调控着该经的总体气血，起到控制穴位的作用。

太冲穴位于足背侧，大拇指和第二趾之间两根骨头相交的地方。因为是肝的原穴，所以太冲穴反应的都是肝经以及肝的状况。如果人面对大的工作压力和生活压力，大多会有情志郁结的问题，情志郁结则肝气血不顺，太冲穴上就会表现为按压疼痛的症状。

太冲穴在大踇指和第二趾之间的缝里，必须深按才能触及。按压太冲穴好是有讲究的。如果按压太冲穴时有压痛感，那就说明肝脏肯定有问题。但有时气血不顺也可能导致没有压痛感，所以没有疼痛感也可以经常按摩，达到保肝的效果。

按压太冲前，可以采用正坐的姿势，然后用拇指肚沿踇趾、次趾夹缝向上移压，压至能感受到动脉应手即压至太冲穴。缓缓用力，按 1 分钟后缓缓放开，反复数次。按压后喝少量水，以帮助代谢。经常按摩太冲穴，有利于保持愉悦的心情。

旋摩全腹，辅助治疗各种心肺疾病让你脾气好

旋摩全腹的最大作用就是能够消耗腹部的脂肪。腹部脂肪堆积不但会导致人体体型难看，而且因为腹部脂肪增多，导致原本应该被输送到头部和大脑的血液被滞留在腹腔当中，以便帮助消化器官完成多余的工作，这就在无形之中增加了心脏的负担。长此以往，不但脾气会变差，人经常会无缘无故生气，更严重的是，如果任其发展，心脏功能必然会越来越弱，最终会导致心脏功能全盘崩溃。

别让生气伤了你的身体

　　腹部脂肪过多，必然会导致过多的脂肪和胆固醇等物质进入血液当中，引起粥样动脉硬化，甚至会造成动脉和静脉堵塞。循环系统的堵塞必然会引起高血压。腹部的脂肪堆积还会增加脊柱的压力，引起后背疼痛，甚至有可能导致脊椎疼痛。除此之外，腹部脂肪还会直接挤压肺部，导致肺部不能顺畅呼吸，使得心脏不能获得充足的氧气，长此以往必然导致心脏功能减退。

　　旋摩全腹是最直接，也就是最简单的减少腹部脂肪的方法。这种方法不仅可以有效加速腹部脂肪的分解，而且能够促进消化，有效缓解肠胃不适，同时还能对各种心肺疾病起到辅助治疗的作用。

　　旋摩全腹有慢速和快速两种方式：

　　慢速按摩：

　　1. 仰卧在床上，或者两脚分开与肩同宽站立。全身放松，以肚脐为圆心，按照顺时针方向，慢慢转圆圈按摩，先转小圈，圆圈逐渐向外扩大，直至扩大到整个腹部，按摩圈数和力度视各人身体素质和承受能力而定。

　　2. 顺时针按摩完毕之后，再进行逆时针按摩。但是逆时针按摩要先在整个腹部的最外缘进行按摩，一边按摩，一边逐渐缩小按摩半径。

　　注意在进行这种按摩的时候，应该在自己能够承受的范围之内，尽量多用力按摩，以加强按摩效果，但是不能用力过度，尤其不能故意撕扯肚脐。

　　快速按摩：

用力揉搓双手，掌心向下，放在下跌腹部两侧，快速打圈按摩腹部，力度和次数视各人身体状况而定。

为了提高按摩的效果，按摩的时候，精神应当集中，最好可以感受热能传入被摩擦部位，从而加强脂肪的消耗。

腹部有肿瘤的病人不能使用这种按摩方法，以免造成危险。

艾灸——温经驱寒涵养脾气

所谓艾灸，就是用艾绒或者其他药物在体表不适处进行烧灼、烘烤以达到缓解病痛、治疗疾病的目的。

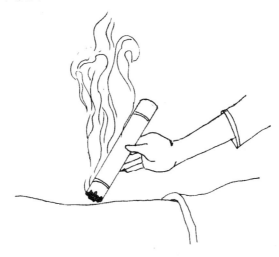

据说，艾灸是在原始人使用火的时候，因为身体的某个疼痛部位受到火的烘烤而感到舒适而发明的。《黄帝内

经》的《灵枢·官能》对艾灸的评价很高："针所不为，灸之所宜。"《医学入门》中也说："药之不及，针之不到，必须灸之。"由此可见，艾灸无论在治疗还是保健方面，都有较为强大的作用，也正是因此，千百年来，艾灸一直被广大人民群众接受和欢迎。

因为心脏属火，所以艾灸是保养脾气的良方。 按照中医的理论，人体的生命活动，全部依赖于气血的运行。如果心气旺盛，则血液运行畅通，如果心气衰弱，则血液停滞。中医理论当中，有"寒则气收，热则气疾"的说法，也就是说，气血的运行有遇温则快，遇寒则滞的特点。而所有气血凝滞导致的疾病，都可以用温和血脉的方式进行治疗，而艾灸就是温和血脉的重要方法之一。《灵枢·刺节真邪》篇中说："脉中之血，凝而留止，弗之火调，弗能取之。"《灵枢·禁服》亦云："陷下者，脉血结于中，血寒，故宜灸之。"

由此可见，艾灸不但有温经驱寒，加速气血运行的作用，而且可以通过热力刺激相应穴位，达到温经通痹，减轻或者避免动脉硬化的作用，从而达到让人心气足，阳气盛的目的。 艾灸时间久了，血脉畅通，身体温和，脾气自然会好。

灸神阙穴，调气血和阴阳

神阙穴，俗称肚脐，是新生儿脐带脱落之后遗留下来的生命根蒂，也是中医当中的一个重要穴位。与身体的其他穴位不同，神阙穴是全身穴位当中唯一一个看得见摸得着，而且最为明显的穴位，它位于人体中段，同时由于其皮下脂肪较少，且其皮肤直接与筋膜、腹膜连接，所以寒邪很容易通过神阙穴侵入体内导致心气不足。心气不足，无法承受情绪波动，自然就会经常发脾气。而艾灸神阙穴可以让艾灸的热力直达心脏，有效驱除寒邪，从而达到驱寒涵养脾气的目的。

健康的身体应该是气血调和、阴阳平衡的，但如果寒邪入心就会导致体内出现瘀血，进而导致气血失调。这就好比，一条大河，虽然上游水源旺盛，但是由于河道淤塞，下游却出现了干旱的现象。解决这种现象的唯一方法就是疏通河道。

我们经常会遇到很多这样的患者：经过西医多种检测手段，都没有明显的器质性病变，但是经过中医诊脉，往往却会出现前几天还是寒邪入心，后几天却出现了体内湿热的现象，或者会出现上半身潮热出汗，下半身腿脚冰冷的现象。这些病症都是气血不调、阴阳失和的结果，只有清除体内瘀血，才能解除病症。

安全解除体内瘀血的最好的办法就是艾灸，但是因为神阙穴比较重要，而且皮肤较薄，所以一般采用隔姜灸或者盐姜灸的方法。

对于肚脐凸出的人，可以采用隔姜灸的方法进行艾灸，姜片要切得大而薄，尽量多切几片，交叉覆盖在肚脐上，然后手持艾条，用雀啄灸的办法进行艾灸。

对于肚脐深陷的人，艾灸的时候，可以先用粗海盐（不能用精细碘盐，否则不但不易清除，而且其中的碘会通过肚脐进入人体，破坏人体内的微量元素平衡）填入肚脐当中，然后在上面覆盖一片厚姜片，之后进行隔姜灸。

无论是哪种艾灸方式，灸神阙穴都可以起到补充身体元气，调理阴阳，调和气血的作用。由于神阙穴位置较为特殊，所以在艾灸神阙穴的时候，要注意以下几点：

1. 肚脐上有损伤、炎症或者孕妇、孕妇禁止艾灸。

2. 刚刚吃完饭或者饥饿状态下绝对不能艾灸。

3. 艾灸的时候，火焰不能距离神阙穴太近，以免烫伤。

4. 艾灸的时候，要时刻小心，防止烫伤皮肤或者点燃衣物。

灸合谷穴，镇静安神，调气镇痛

合谷穴位于手背虎口，在第一掌骨与第二掌骨间的凹陷处。很多女生都知道，例假疼痛的时候，按揉这个穴位有助于止疼。殊不知，艾灸这个穴位对于感冒发热、风热牙疼以及心气不和、口眼歪斜、心神不宁等疾病都有着极好的疗效。**心脏健康与睡眠质量有着很大的关系，所以艾灸合谷穴，也是涵养脾气的一种好方法。**

合谷穴位于两手拇指附近，距离脉搏很近，艾灸这个穴位，可以有效增加血液循环，起到镇定安神，理气止痛的作用。艾灸合谷穴的方式不拘，雀啄灸或者隔姜灸均可，只要控制好时间，防止烫伤即可。

灸涌泉穴，降低心火

涌泉穴，也就是俗称的脚心，也就是人脚底的凹陷处。涌泉穴位于全身的最低处，是中国传统的防病治病的重要穴位。《黄帝内经》中说："肾出于涌泉，涌泉者足心也。"意思就是肾经之气像泉水从地下涌出一样，来源于脚心，灌溉周身四肢。而肾气的根本和源泉又是心气，所以艾灸涌泉穴，可以起到促进心火下降，引导肾水下沉，从而达到治疗心神不宁、心烦易怒、失眠多梦等多种病症的作用。

艾灸涌泉穴的方法也十分简单，每晚临睡之前，用艾条对准涌泉穴，距离1寸左右的高度即可，艾灸时间无限制，一般见皮肤红润就应该停止艾灸。

虽然脚部皮肤较厚，耐受力较强，但是也不能艾灸时间过久，否则会导致烧伤。

艾灸涌泉穴可以每天都进行，但是一般每灸10天就要休息两三天，给身体一个自我调整和修复的时间。

灸太冲穴，平稳血压疗效好

　　太冲穴位于人体足背一侧，第一跖骨间隙的后方凹陷处。艾灸太冲穴，可以有效补足心阳、提升心气。由于人体的血压与人的情绪有很大的关系所以艾灸太冲穴有着很好的平稳血压的作用，还可以起到补充气血，提升心气，改善易怒心烦、容易疲劳、有气无力的症状。

　　艾灸太冲穴的时候，可以手持艾条，距离皮肤 1 寸左右，每次艾灸大约 15 分钟左右，一旦感到皮肤灼热，出现红晕，应该立刻停止艾灸。

　　如果没有艾灸的条件，或者感觉艾灸比较麻烦的时候，还可以多多按揉，按揉的方法也很简单，就是用一只脚的脚跟对准太冲穴按揉即可，两只脚交替进行。只要长期坚持，同样可以收到好的效果。

灸阳陵泉，调血通络，行气解郁

　　阳陵泉，位于膝盖外侧，腓骨小头部下方凹陷处，又被称为筋会、阳陵、阳之陵泉等。

　　阳陵泉是多条筋脉汇集的穴位，可以说是人体下肢重要的穴位之一，艾灸阳陵泉可以调血通络、开胸散气、理气止痛。对于因为瘀血和情绪暴躁引起的高血压尤其合适。

艾灸这个穴位的时候，可以手持艾条，对准穴位，距离皮肤一寸左右，每次约10分钟，每日一次即可。

足疗——肾脏健康，心气足

足疗，即足部理疗，包括足浴和按摩两种。足疗具有调和脏腑、平衡阴阳的作用。其原理是通过对足部反射区的刺激，达到调整人体生理机能，提高免疫系统功能，起到防病、治病、保健、强身的目的。足部上的经络、穴位与五脏六腑有着非常密切的关系，脏腑有病可以通过经络反映到体表穴位，根据不同穴位的症状可以推测相关的脏腑的功能状况。

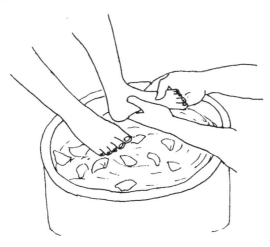

足部的护理很早就引起古人的重视。人有脚，就好像树有根，俗话说"树枯根先竭，人老脚先衰"，脚对人体的养生保健有着重要的作用。

足疗的功效很多，最直接的就是可以舒经活血，促进血液循环，排除体内毒素，改善肾功能及皮肤干燥。其实说简单的点儿就是肾部保健，促进血液循环。

爱发怒同时伴有肾小球肾炎的足疗方法

肾小球肾炎主要是由于细菌感染引起的，所以在针对肾小球肾炎的治疗的时候，一般采用花椒熬水泡脚的方式进行足疗，花椒水的浓度针对个人情况自行决定。不过，肾小球肾炎的足疗只能起到辅助作用，不能代替常规治疗。

易怒并阳痿的足浴方法

阳痿就是不能勃起，或房事举而不坚。生殖器萎靡不振，不能正常完成房事的一种病症。它是很多男人的心病，又难以启齿。这种病症不仅可以通过药物治疗，还可以通过足疗的方法改善。

改善阳痿的足疗方式很简单，可以用菟丝子、锁阳各

10克，加入水中熬煮即可，还可以加入米酒促进药性的挥发。等到药汤熬好之后，就可以晾凉至合适温度，进行泡脚，这种药汤能够补肾助阳，适用于肾虚阳痿。

易怒同时伴有腰痛的足浴方法

腰痛多是由于不良的姿势或脊椎变形引起的，最典型的就是腰肌劳损和颈椎病。人在平时站立和行走时，依靠下肢和足的支撑，所以可以从根本上就是足部来治疗腰痛。

治疗腰疼的时候，可以用红花、老姜各10克，熬汤晾凉到合适温度泡脚。也可以将药汤装入保温的桶内，一边泡脚，一边添加热药汤，泡脚时间以额头见汗为度。泡脚之后，要注意防寒防风。这种泡脚方式，可以活血消肿，止痛，驱寒解毒，抵御外邪，从而有效缓解由于肾气不足带来的腰疼的状况。

易怒同时伴有肾盂肾炎的足浴方法

肾盂肾炎是由非特异性病源菌所致的肾盂、肾盏黏膜、肾小管、间质的感染性疾病，包括尿道炎和膀胱炎。中药足浴可以改善足部的血液循环，扩张足部血管，增高皮肤温度，促进足部和全身的血液循环。对于肾病病情的治疗有一定的帮助的。

治疗肾盂肾炎的泡脚方式相当简单，在平时泡脚的水中，加入适量的花椒和肉桂即可，泡脚时间以额头见汗为度。

桂皮对肾病的足部并发症有好处，桂皮又称肉桂，中医认为其有消肿的作用，它与花椒都是家庭厨房中必不可少的香料，这两种调料都有温肾阳的作用，所以二者放在一起足浴，对因肾病引起的浮肿有很好的缓解作用，以此方法泡脚，不但可以杀菌消毒，而且可以有效缓解心情和脾气疾病。

耳疗——刺激耳朵穴位，涵养好脾气

耳与人体的脏腑、经络有着非常密切的联系。《灵枢·脉度》上说："肾气通于耳，肾和则耳能闻五音矣"。足以

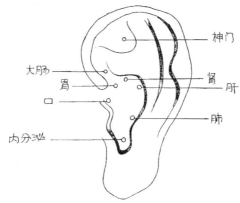

说明耳对心情和脾气的影响。

因为耳朵上存在多个反射区，尤其是存在多个与心情和脾气有关的反射区，所以完全可以通过刺激耳朵上的穴位的办法，来调整心情和治疗脾气的疾病。

现实生活当中，心情和脾气疾病不好的人大多有肾损害，而治疗不当会让患者陷入"投鼠忌器"的境地，所以，耳疗最大的好处，就是可以不用吃药打针，从而避免了药物对于心情和脾气的二次伤害。

耳穴压籽法——缓解激惹与烦躁

耳穴压籽法指选用质硬而光滑的小粒药物种子或药丸等贴压耳穴以防治疾病的方法，又称压豆法、压丸法，是在毫针、埋针治病的基础上产生的一种简易方法。它通过刺激耳部相应穴位或反应点，通过经络传导，达到防治疾病目的。遵照医嘱选择穴位，解除或缓解各种急、慢性疾病的临床症状。通过其疏通经络，调整脏腑气血功能，促进机体的阴阳平衡，以达到防病治病的目的。这种疗法不仅能收到毫针、埋针同样的疗效，而且安全、无创、无痛，且能起到持续刺激的作用。尤其可以缓解失眠、潮红、潮热、不寐、出汗、心慌、易激惹、烦躁等症状。

压籽法可选用植物种子、药物种子、药丸等。其中绿豆、小米、冰片（芳香开窍，善于走窜、入心，贴于单穴，多用于治疗失眠、神经衰弱症）等植物药物种子和小药丸，对于调节人的心情具有一定的作用。

操作方法：

1. 先在耳郭局部消毒，待皮肤干后，将材料黏附在0.5厘米×0.5厘米大小的胶布中央，

2. 贴敷于耳穴上，并给予适当按压，使耳郭有发热、胀痛感（即"得气"）。一般每次贴压一侧耳穴，两耳轮流，3日1换，也可两耳同时贴压。每次每穴1~2分钟。

但是由于该疗法对耳朵的刺激较大，所以一旦出现过敏或者不适的症状，应该立刻停止。

耳轮按摩法——强肾不衰心情好

手摩耳轮法，双手握空拳，以拇、食二指沿耳轮上下来回推摩，直至耳轮充血发热。此法有健脑、强肾、聪耳、明目之功，可防治阳痿、尿频、便秘、腰腿痛、颈椎病、心慌、胸闷、头痛、头昏等病症。

搓弹双耳法——活跃心情与脾气

两手掌掩两耳郭，手指托后脑，用食指压中指弹击24下，可听到"隆隆"之声。此刺激可活跃心情和脾气，有

健脑、明目、强肾之功效。同时，还可以有效预防冻疮的产生。

全耳按摩法——疏通经络，全身轻松

　　全耳按摩法，双手掌心摩擦发热后，向后按摩耳正面，再向前反折按摩耳背面，反复按摩 5 ~ 6 次。此法可疏通经络，对心情和脾气及全身脏器均有保健作用。实践证明，如果你从夏天开始按摩全耳，那么等到冬天的话，即使是多年的老冻疮，也会有所减轻，甚至不再复发。

芳香疗法——舒缓压力，愉悦心情

　　芳香疗法指使用植物芳香精油来舒缓压力与增进身体健康的一种自然疗法。其以芳香精油为物质基础，以芳香疗法学为理论指导，依不同的方法如香熏、按摩、吸入、沐浴、热敷等，让精油于人体上作用，通过人体的嗅觉、味觉、触觉、视觉、听觉五大感官功能，把植物的荷尔蒙，经由皮肤和呼吸系统吸收，进入脑下垂体，调整内分泌，从而对人在生理和心理上进行调整，使身心恢复协调，消除忧郁、焦虑、烦闷、愤怒等情绪和疲惫感，给人带来一种身、心、灵皆俱舒畅的感觉。

别让生气伤了你的身体

因嗅觉与情绪是有关联的，所以不同的芳香气味会影响我们的情绪，根据各人的情绪、性格和体质，选择不同的芳香精油以达到调解身心的作用。

芳香按摩——缓解紧张，身心放松

如果由于天气炎热致使心情不安和头部疼痛，可以尝试芳香按摩疗法。香柠檬、黄春菊、薰衣草、乳香、苦橙花油、天竺葵花和檀香木都有缓解精神紧张和焦虑的效果。把这些植物的香精油，配制成按摩油对身体进行按摩，可以使心情慢慢放松下来。

薰衣草香熏——不良情绪都扫光

火气会在极具亲和力的薰衣草面前变得温顺起来，这是由于薰衣草能消炎降火，缓解精神紧张。如果在屋前的院子里种上一些薰衣草植物，在浴盆里添加 8 勺薰衣草香精油，或在睡枕里加上几勺，可以让人在炎热的夏季时刻感受清新之气，那些紧张不安的心情自然一跑而光。

刮痧——舒经通络，提升心气

刮痧是中国传统的物理疗法之一，它是以中医经络理论为基础，用专业的器具（例如木梳、铜钱、牛角、玉石、火罐等）在皮肤相关部位刮拭，以达到疏通经络、活血化瘀的目的。

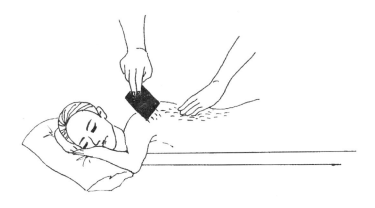

刮痧对人体健康的益处，主要体现在保健预防与防止疾病恶化两个方面。虽然刮痧作用的部位是最表浅部分的体表皮肤，但是在通过一系列的刮擦和按摩手法之后，皮肤局部充血，也就是皮肤局部血压提高，从而起到点穴的作用，最终可提升心气。

只有心气被提升，人的全身经络才会畅通，才能不那么容易生气。

刮痧的作用主要体现在以下几个方面：

别让生气伤了你的身体

1. 疏通血脉，活血化瘀

刮痧不仅可以将紧绷的肌肉松弛，同时能够有效促进被刮部位周围的血液循环和淋巴液循环，从而达到疏通血脉、祛瘀生新的作用。

2. 舒经通络，提升心气

《素问·皮部论》中说："凡十二经络脉者，皮之部也。""皮者脉之部也，邪客于皮则腠理开，开则邪客于络脉，络脉满则注于经脉，经脉满则舍于府藏也。"由此可见皮肤其实是全身静脉的最终的分区，而刮痧最明显也是最直观的效果，就是可以让身体皮肤充血，达到让皮肤表面温度升高的作用，从而有效达到舒经通络的作用。经络畅通，心气自然也会旺盛，人的身体和精神自然也会处于一种健康的状态。

"今天我气不顺"是经常可以听到的一句话，多数人过一两天就"消了气"；但如若长期气不顺，则可能会引起胃胀、消化差、食欲下降，女性还容易出现痛经、小腹胀痛等多种妇科病和焦虑、抑郁等。所以，及时给自己"顺顺气"是十分必要的。

一般来说，用于"顺气"的刮痧部位有头部、背部、腹部、上下肢。对这些部位的穴道进行刮痧，可以起到顺气的作用。

1. 头部

头部刮痧有 3 个穴位，分别是百会、印堂和太阳；

2. 背部

背部刮痧有膈俞、肝俞至胃俞 3 个穴位。

3. 腹部

腹部刮痧则从膻中穴刮至中脘穴。

4. 上下肢

上肢从神门穴刮向少府，再刮内关穴；下肢是从太冲穴刮至行间穴。

"顺气"刮痧的顺序一般是自上而下，先头部，其次背部、腰部、胸腹部，最后上下肢。每个部位一般刮 10～20下即可。

拔罐——祛病强身，缓解坏情绪

"拔罐"俗称"拔罐子"、"吸筒"等等，是我国传统民间流传已久的一种物理治疗方式。拔罐子的部分功能与

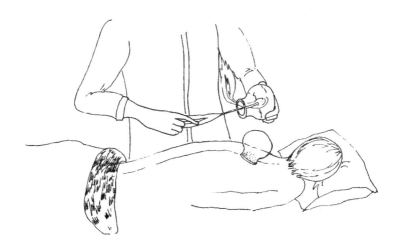

别让生气伤了你的身体

原理刮痧类似，都是利用器具造成局部充血，进而达到治愈或者缓解某些疾病症状的效果。

拔罐在我国流传已久，《本草纲目拾遗》中称其为"火罐气"，《外科正宗》称其为"拔筒法"。在最初的时候，拔罐所用的罐子是用磨成小孔的牛角筒制成，最初的拔罐大多用于外科中吸取脓血使用，所以不少古籍中又被称为"角法"。

传统中医学认为，人之所以会生病，是因为心脏受到风寒、湿气、干燥、外伤、火毒等外界侵袭之后，产生了一系列体内"气息"升降不调，脏腑气血循环紊乱而导致的。拔罐就是依靠真空负压产生的强大的吸附力，将毛孔吸开，使得身体局部充血，用充血"冲开"相应部位的病灶，最终达到治疗疾病、强健心脏的目的。心脏强健，血脉调和，自然不会容易生气。

中医学认为，拔罐最大的作用就是"行气血，营阴阳，濡筋骨，利关节"，尤其对于经络不通导致的心气不足、经气不畅、经血滞行有着很大的促进作用。除此之外，拔罐还有保健强身的作用，它可以振奋虚弱的脏腑，调整人体内的阴阳平衡，从而达到祛病强身、保涵养脾气脏的目的。

不过，虽然拔罐是一种保涵养脾气脏的妙招，但是，在实际操作的时候，绝对不能直接在心脏位置及其附近拔罐，否则很有可能会导致心脏不适，甚至会危及生命。此外，有大血管分布的部位不能拔罐，高烧引起的抽搐，以及孕妇的腹部，后腰部位也不能拔罐。

那么拔那些穴位有助于缓解人的坏情绪呢?

【选穴】心俞穴、肾俞穴、脾俞穴、三阴交穴、足三里穴、内关穴。

【方法】以上穴位先用三棱针点刺，然后拔罐，留罐5分钟。先吸拔一侧，第二日再吸拔另一侧，两侧交替使用，每日1次，10次为1个疗程。

【功效】本疗法有助于涵养脾气安神，适用于心痛、惊悸、失眠、健忘等症。

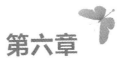

第六章

女性情绪调适——让好心情为美丽加分

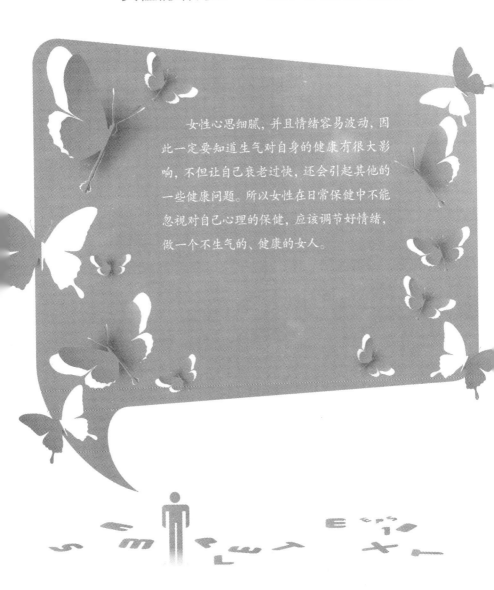

女性心思细腻，并且情绪容易波动，因此一定要知道生气对自身的健康有很大影响，不但让自己衰老过快，还会引起其他的一些健康问题。所以女性在日常保健中不能忽视对自己心理的保健，应该调节好情绪，做一个不生气的、健康的女人。

为什么来月经前特别容易生气

　　有些女孩子在来例假之前脾气都很大，很爱发脾气，这个和她的月经有关系吗？确实有一定关系。医学调查发现，大概有10%到90%的女性在来月经前，都有一些古怪的、情绪的变化。为什么有这么大的差别？多数是因为月经前期紧张综合征。现在的经前期紧张综合征发病率10%~90%，说明这个问题普遍存在。

　　大部分的女性在来月经之前都有这样那样不舒服，可能有些人的脾气发生变化了，容易发脾气或心情不好，为一些小事想不开。可能还有些人睡不着觉，或者醒得早。有些人还会有身体上的感觉，乳房很胀、腹胀、拉肚子、小便的次数很多、头疼等。有些人会有一些反常的行为，可能突然爱吃甜食，突然吃的饭量特别大，或者是不爱吃饭。

　　一些人在社会行为方面有改变，可能变得比较有攻击性，有些人变得退缩，害怕社交，都是经前期紧张综合征。

女人缺乏维生素，容易发脾气

　　身为女人的你是否偶尔发脾气，或许你过一会儿就好了。如果你经常发脾气，就得留意了，或许你缺乏某种

别让生气伤了你的身体

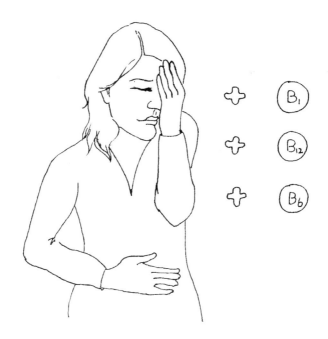

营养！

　　维生素 B_6 即盐酸吡哆醇，它参与色氨酸、糖及雌激素代谢。月经前期口服避孕药的妇女对维生素 B_6 的需要量增加，如摄入不足则容易出现兴奋不安、反射亢进和周围神经炎，还可导致头痛，脾气急躁，困倦，易激动，甚者可出现精神抑郁。

　　维生素 B_6 在谷物的外皮和卷心菜中含量较高，症状轻者可适当多吃一些。症状严重者可口服维生素 B_6 片，每次 $10 \sim 20$ 毫克，一日 3 次。

　　维生素 B_{12} 在肝脏及瘦肉中含量最为丰富，缺乏后可引起舌炎、腹泻和巨幼红细胞性贫血，常伴有感觉迟钝、肢体运动失调等神经症状。女性长期口服避孕药和食用肉类较少者会引起维生素 B_{12} 缺乏。除从饮食中补充外，还可肌肉注射维生素 B_{12} 50 毫克～100 毫克，也可隔日肌注 50 毫克～200 毫克。

维生素 B_1 缺乏不仅可引起脚气病，还可累及心脏，并使人脾气暴躁，困倦乏力，神经过敏，喜怒无常。酒精可以干扰维生素 B_1 吸收，加上食物过于精细和长期使用避孕药，就更容易发生维生素 B_1 缺乏。此时，需防止食物过于精细，避免饮酒，必要时可口服维生素 B_1 治疗。

暴躁易怒，警惕身体缺"铁"和"锌"

不要以为心情糟糕，情绪失控，就是迫于巨大的压力，其实完全可能与周围的环境无关，而是身体在给你发信号：缺铁啦。

经期不正常、经量多或周期缩短的女性，由于随经血丢失镁较多而容易缺铁。有些女性不爱吃肉和新鲜蔬菜，爱吃糖果、糕点，这种偏食习惯也可造成铁摄入不足。不用铁锅烹饪会使人失去补充铁的一个来源。缺铁可影响多种含铁酶的活力，影响红细胞色素、肌红蛋白的形成，使人精神萎靡、困倦无力、注意力不集中、记忆力减退、情绪不稳定、激动好哭，性欲低下。

吃糖、饮酒可增加机体锌的消耗，所以不爱吃动物性食品、爱吃甜食糕点、嗜酒的女性容易缺锌。缺锌可影响

人的性格行为，引起抑郁，情绪不稳，进而影响夫妻正常的性生活，引起家庭不和。

可见，经检查排除疾病因素后，一般情况下女性若情绪不佳，可能与营养素缺乏有关，应及时对症补充，以保证妇女健康。

过度愤怒，让肌肤很受伤

一个人如果经常狂躁、暴怒、气馁、争吵，最有损皮肤的健康。

人在气盛的时候，会导致大脑与神经高度兴奋，引起皮肤神经末梢紧张、毛细血管收缩、血流缓慢或阻滞，造成氧气对皮肤的供应减少，皮肤会出现程度不同的紫色，时间一长皮肤就容易变深甚至发黑。

同时，由于气盛所致毛细血管收缩或痉挛，可造成皮肤毛细血管循环障碍，输送至皮肤的各种营养物质就会减少。这样，皮肤缺乏各种营养，便容易发生干燥、萎缩、起皱，疏松、枯黄、失泽，而且皮肤细胞因缺乏营养容易损伤和死亡。有的细胞还容易变性，会引起色素沉着、黄褐斑、雀斑、痣等。经常气盛者，可使皮肤营养不良，敏感度降低，反应迟钝，抵抗力降低，容易被病菌、病毒、寄生虫等感染，也容易被任何物理性和化学性物质刺激侵蚀，会发生皮疹或其他皮肤病。

女人当心生气易致乳房胀痛

　　女性情志忧伤、爱生气往往乳房会胀痛，这是由于肝气不疏，造成气滞不畅。在临床上发现，有许多女性有乳房胀痛现象，有的在月经前疼痛比较明显。但这已经是山雨欲来，处于中医所说的"气滞"的无形阶段；若任其发展，则可能由"气滞"而进一步发生"血瘀痰阻"，形成有形的"瘀结"。一旦肿瘤形成，再去活血化瘀，为时已晚。

　　"治未病"是中医重要的防治原则。经常发生乳房胀痛的女士，可以从多方面调养，消积于无形，防微而杜渐。

"购物狂"不要在生气的时候购物

　　许多女性都有这样的一种习惯：当心情不好的时候，就喜欢在商场里疯狂购物。这种行为可能会带来短暂的快感或陶醉，而一旦形成了习惯，就会像吸食毒品一样成瘾，导致疯狂购物症。

　　疯狂购物症也就是贪购症。这样的女性每隔一段时间会疯狂地购物一次，如果硬是控制不买，就会出现焦虑不安、全身不适，勉强控制一次只会让下一次购物更疯狂。

　　有疯狂购物症的人心理往往比较脆弱，容易紧张和焦

别让生气伤了你的身体

虑，每次看到自己买了很多根本用不着的东西后，心情会更加郁闷。

疯狂购物是一种不理性的行为，偶尔一次还可以，一旦形成了习惯，后果将不堪设想。尤其是不要在自己生气、空虚或遇到挫折时去购物。因为购物回来之后很快又会产生失落感，然后再购物，以至于陷入恶性循环，永远找不到解决问题的办法。

不要在情绪不稳定的时候（生气、悲伤）购物。要清楚在这个时候购物只是为了发泄怒气，情绪波动抑制了自己的判断力。购物不是一种消遣，不是平复情绪的真正方法。女性可以试着去公园散散步，或者培养一些业余爱好。

嫉妒是心灵的"毒药"

嫉妒是一种复杂的情绪体验，通常是一个人的才能、名誉、地位或是威望、境遇等被其他人超越，心里觉得不是滋味儿，于是就产生了憎恶、愤怒与怨恨、虚荣以及伤心悲痛等这些负面情绪。从心理学的角度来看，嫉妒是一种心理缺陷，嫉妒者不能容忍别人比自己强，别人比自己强了，他们就不高兴，就会对那个比自己强的人不满。嫉妒是心灵的"毒药"。如果一个女人的嫉妒心理很严重，同时内心产生严重的怨恨，时间一长，心中的压抑聚集就会形成心理问题，会极大地危害身体健康。

若想让自己远离嫉妒心理，拥有健康的心态，就应该做到以下几点：

1. 正确评价他人的成绩

嫉妒往往是由误解引起的，即人家取得了成就，便是对自己的否定。每个人都有成功的渴望，当别人取得了成功，要发自内心的称赞，这是对他人成绩和才华的尊重。如果为此生气，嫉妒他人，则是心胸狭隘的表现。

2. 正确评价竞争

社会生活中竞争无处不在。当看到别人在某些方面超过自己的时候，不要盯着别人的成绩怨恨，而是应该积极寻找别人成功的原因，并以此为动力使自己更快地进步。

3. 自我宣泄

如果出现一时的心理失衡和嫉妒，最好能通过正确的自我认识和客观评价，纠正自己的心态。要是实在无法化解的话，可以适当地宣泄一下。可以找一个知心好友，痛痛快快地说个够来发泄，等发泄发完，心里也就舒畅了。

夏季生气少，身材更苗条

情绪会影响体重变化。比如生气——这对爱苗条的女性来说可是大忌，身体的皮质醇（一种压力激素）分泌就会增加，它会引起肥胖。而且，也有研究发现，你越生气，越经常生气，你就越容易发胖，而且肥肉最容易长在腰围上！

所以，面对"着火点"极低的夏季情绪，你还是得悠着点。生气之前不妨先思索一下，"此气到底该不该生"，很多小事可以化解；站在别人的角度考虑一下，或许能看到问题另一面。当然，最终还是要找一种适合自己的疏解方法，不论是唱歌、散步、聊天还是吃东西，尽快将情绪排解。即便生气，也要限定一个时间，比如不超过3分钟。

当然，你还可以有更多调节情绪的方式：

1. 觉察生气

心跳加快、手心冒汗、说话结巴……每个人发怒时的生理反应不同，刚开始不易觉察，通常身旁的亲朋好友能注意到，可以参考他们的提醒。

2. 想法决定情绪

找到怒气源头，检视你的怒气。是不是想多了或是误会了？通常怒气达到最高点后，就会开始渐渐消散，不会存在太久，但如果你胡思乱想，老是觉得对方针对你、跟你作对，就可能纠缠在无止境的怒气中。

3. 写"生气日记"

最近有没有想起来会害怕或生气的事？什么时候？什么样的状况？过去是否有碰到类似情况？怎么处理？记录怒气所混合的多种复杂情绪，如自卑、失落、挫折、恐惧等，通常多做几次练习，就能掌握到怒气根源。这也是许多人不常发脾气、保持好心情的秘密。

4. 说给"懂"的人听

选择比较懂得照顾他人情绪的朋友，或专业心理咨询

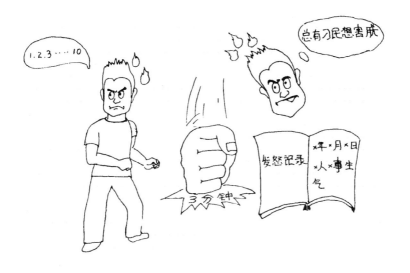

人员，把你的愤怒、不满和委屈说给他听，清除埋藏心底的不良情绪，才能有更多时间、空间去容纳其他情绪。

5. 吃不会生气的好食物

除了学习正能量减压，让理性的大脑皮质更活跃，也需要注重饮食，比如少吃容易引起上火的油炸食物和甜食，多吃豆浆、五谷杂粮和鱼油等抗氧化物丰富的食物，可以让身体多点承受压力的条件，重视睡眠充足，储备更多快乐能量。

6. 放松，放松

下一次被人气到了，先做 10 次深呼吸再问问自己：这有什么大不了的？还有一种方法：闭上眼睛，轻轻地用拇指按着太阳穴，慢慢地按摩，把不愉快的事情扔到一边去吧。

生气是女人养颜的天敌

生气是女人养颜的天敌，一个动不动就生气的女人很难保持年轻美丽的容颜。男人和女人的坏情绪是不一样的，男人会盛怒，会大动肝火；而女人则多会生闷气，会郁郁寡欢。不良情绪对女人的伤害比男人更甚。男人之怒，往往一怒而过，而女人不是那样勇于表达不良情绪的，会闷气难于发泄出去。

一般都把蓬头垢面的女人叫做黄脸婆。黄脸婆是怎样形成的呢？黄脸婆是被气出来的，被烦出来的，被闷出来的，黄脸婆是被体内的不良情绪熏出来的。

怎么解决呢？学会做一个勇敢的女人，敢于向生活发起挑战，以下是几种克服生气情绪的方法：

1. 疏肝解郁

口服逍遥丸对解肝郁非常有用，爱喝茶的女性可以选择玫瑰花茶，按摩脚面上的太冲穴可排解烦闷之气。

2. 慎待月经

不能小视经前紧张综合征及月经不调，要注意保暖，补充钙及维生素 B 等，月经后需要养血，多吃红枣、三七、乌骨鸡等补气血之物。

3. 让自己多流点汗

多运动，常做一些可以出汗的运动，如跑步、跆拳道等，流汗可以排除人体内过高的肾上腺素，肚子就不会老是憋着闷气了。

别在生气的时候给孩子喂奶

　　闷热的天气使人心烦，各位哺乳中的妈妈尤其容易在闷热的天气中感到心烦意乱。有时候一些妈妈甚至一边生气，一边给自己的宝宝喂奶。根据中医理论，"相火内动"，妈妈如果火气大，也会严重影响哺乳中的宝宝。所以，处于哺乳期的妈妈们要控制情绪，尽量保持心平气和。

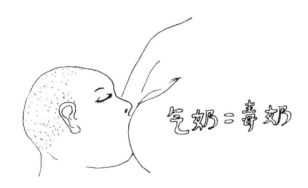

气奶＝毒奶

　　1. 气在头上，慎喂母乳

　　人在生气时，常常会分泌毒素。年轻妈妈忽略了哺乳时的精神状况，常常一面吵架一面给宝宝哺乳，这样做是不好的。哺乳期的妈妈在愤怒、焦虑、紧张、疲劳时，内分泌系统会受到影响，分泌的乳汁质量也会产生变化，可能不利于宝宝健康。由此可见，妈妈经常生气无疑是对宝

别让生气伤了你的身体

宝的一大杀手，所以当你生气或者心情烦躁的时候。千万不要马上哺乳，最少要过半天或一天，还要挤出一部分乳汁，再用干净的布擦干乳头后再哺乳。

2. "气奶" = "毒奶"？

现代人生活节奏越来越快，诸多因素使得人的情绪波动比较大。处于哺乳期的妈妈在愤怒、焦虑、紧张、疲劳时，容易造成肝郁气滞，甚至产生血瘀，使得奶水量少甚至变色。在这种情况下，宝宝喝了妈妈的奶，心跳也会随着加快，变得烦躁不安，甚至夜睡不宁、喜哭闹，并伴有消化功能紊乱等症状。

妈妈经常生气发怒，体内就分泌出更多的有害物质。若"有毒"乳汁经常被宝宝吸入，会影响其宝宝的心、肝、脾、肾等重要脏器的功能，使宝宝的抗病能力下降、消化功能减退、生长发育迟滞。还会使宝宝中毒而长疖疮，甚至发生各种病变。宝宝喝了这样的母乳，经常会变得烦躁，莫名其妙地啼哭。

孕妈妈要学会缓解孕期焦虑

随着准妈妈腹中的胎儿一天天长大，准妈妈的心脏负担也在增加，全身组织和器官的工作量也会加大，容易感到心慌；并且由于对氧气的需求增多，血容量的加大，准妈妈也容易产生气短、焦虑的问题。这些是孕期的正常现象。但若准妈妈一整天都忧心忡忡，焦虑过头，就会对自身和宝宝产生危害。

如果准妈妈已经开始产生忧虑情绪，不妨试试以下几点建议：

准妈妈不要为自己的身体和宝宝的健康过于忧虑。平时的生活中已经做到了妊娠期间应该注意的事情的话，那么自身和宝宝的健康是不用担心的。

准妈妈应该学习孕期相关知识。既能让自己从忧虑情绪中解脱出来，也能增加对自身的了解，增强自己的自信心。

准妈妈与妈妈们互相交流。准妈妈不妨向已为人母的妈妈们多讨教一些经验，这些经验可以帮助准妈妈放下忧虑，好好待产。

最后，做一些有利健康的活动，让自己保持心情舒畅，这对自己和腹中的胎儿都是有好处的。若是准妈妈做了这些，还没办法缓解焦虑，那么要及时就医，尽早治疗才好。

女性更年期综合征该如何调理

女性更年期，是指妇女从生殖功能旺盛状态逐渐衰退到生育功能完全丧失的过渡时期，包括绝经前期、绝经期和绝经后期三个阶段。一般从 45 岁开始，持续 10 ~ 15 年。在这一时期，卵巢功能减退，引起植物神经功能紊乱，因此 90% 以上的妇女都会出现一系列程度不同的症状——称

别让生气伤了你的身体

为更年期综合征，如月经变化、面色潮红、心悸、失眠、抑郁、情绪不稳定、易激动等。

有些中年妇女可能认为更年期综合征是正常的生理现象，随着时间推移便会自然消退，因此没有加以关注。事实上，更年期出现的各种症状是可以通过日常调理来缓解的。有些女性的更年期综合征症状明显，并且给生活带来了很大的影响。这种情况下，针对女性更年期综合征的护理工作便显得更加重要了。那么女性怎样才能顺利度过更年期呢？可以参照以下几个方面。

1. 保持愉悦的身心

要保持心情舒畅，这是护理更年期综合征很重要的一点。减少精神负担，排除紧张、消极、焦虑情绪，维持神经系统的稳定。

2. 坚持体育锻炼

加强身体锻炼，但不能过分，不能太剧烈和紧张，要量力而行。多参加集体活动，包括娱乐活动。随着年龄增长及身体的状况变化，运动能促进血液循环，改善心肺、大脑功能，消耗多余脂肪，加快新陈代谢，使机体得到充足的氧供应而青春焕发。调整睡眠习惯，保证充分的休息时间。睡眠充足可解除疲劳，产生活力，还可增强免疫和抗病力。睡眠不足时，机体抵抗力和免疫力低下，容易导致多种疾病侵袭，增加患癌症和心脑血管病的机会。人到中年，皱纹已悄悄爬上眼角，适当参加体育运动可使你青春焕发。

3. 家人给予理解

家人对更年期综合征的知识也要有所了解。家人也应该了解中老年人的更年期症状。对他们的行为或情绪上的异常变化要充分理解，及时给予安慰并避免无谓的争吵。

4. 饮食方面的调理

多食豆制品、新鲜蔬菜和水果、奶制品、鱼虾等水产品，全面补充营养，推迟更年期的到来，延缓衰老的步伐。

5. 自我护理

女性自身应该了解一些更年期生理卫生知识，明白这是一个生理过渡时期，经过 1~2 年就可自然缓解，有利于解除不必要的精神负担。研究发现，欢笑时，人体的各个器官能产生协调一致的振动，使神经处于兴奋状态，通过神经调节而促进人体分泌有益于健康的激素。开怀大笑有助于疏导心中的郁闷情绪，使脸、颈背、胸阔肌、腹肌反复收缩及放松，呼吸功能增强，使人吸入更多的氧气。肌肉组织得到血氧的供应，功能得到正常发挥。

家庭成员们也应了解家庭中女性更年期的主要表现，在生活上给予她们关怀和体谅。此外，要避免过重、过累、过度紧张的工作劳动；避免精神过度紧张，尽可能避免不良精神刺激，给她们创造一个轻松愉快的环境。

笑一笑可养生，疲劳怒气全抛掉

俗话说，笑一笑十年少。我们都知道压抑的心情对身

别让生气伤了你的身体

体的健康极为不利，所以一定要保持良好的心态，学会微笑会让你更加快乐和健康。**笑是缓解疲劳的"灵丹妙药"，笑是缓解怒气的"金玉良方"。**笑有许多种，除了微笑，还有开怀大笑，人们闲暇时应尽情大笑，让疲劳和怒气都一扫而光。

1. 笑可使全身的肌肉关节得到有益的活动，调解运动系统的功能而产生预防疲劳的作用。

2. 笑可使腹部肌肉收缩，使胸膈肌肉下降而促进内脏器官活动；当笑声停止时，人体各脏器仍会处于兴奋状态。

3. 笑可使双肋肌肉、骨骼上提，胸腔容积增大，肺部扩张。有利于呼吸道的清洁和畅通，增强呼吸系统功能。

4. 笑或者大笑可以使心跳加快，心脏功能加强，促进血液循环而预防疲劳。

5. 笑可使神经系统功能得到强化，消除对健康有害的紧迫感，放松肌肉，驱散忧愁，调理气血，忘却烦恼和不愉快。

6. 笑可使人体内啡肽的分泌量增加，而内啡肽是减轻人体疼痛的麻醉剂、调和剂，可缓解手臂、足部和面部肌肉的疼痛。

7. 笑可使内分泌系统功能平衡，促进人体脏腑器官协调，理顺功能。

无论是大笑还是微笑，对身心健康都是有益处的，笑能帮助我们有效预防各种疾病的发生，同时缓解压力和疲劳，排遣心中的怒气。所以在平时女人还是应多笑一笑。

哭一哭，释放心中的怒气

哭是释放压力、调整身心、维护健康的一种方式。生活中，我们常常会说这样一句话："气死我了，气得肝疼！"肝主疏泄，具有疏通、畅泄等功效。其实，人发怒的时候，正是肝起到了疏导作用，这时候，气要发泄出来，最简单的方法就是哭！所以说，女人生气的时候，想哭就哭吧！

哭泣能释放毒素，不仅能清洁心灵，还能让身体洁净。人们在哭泣时有毒物质也会从身体中释放出来，美国明尼苏达州圣保罗拉姆齐医学中心的生物化学家发现：与其他外分泌过程（包括呼气、出汗和排尿等）一样，由于压力所生成的眼泪有助于去除人体应激激素和毒素，同时让人的精神得到松弛。另外，眼泪中含有的溶菌酶，能在 5～10 分钟的时间内杀灭 90%～95% 的细菌。另外一项研究成果表明：溶菌酶能够破坏细菌的细胞壁，从而达到杀灭细菌的目的。哭泣还能改善视力。泪水能清洗眼睛的表面，保持它的湿润，并洗去灰尘和碎片，并通过润滑眼球和眼睑来提高视觉功能。

哭泣还能帮助女人提升情绪。一项研究发现：近 90% 的哭泣者的情绪得到了明显改善，哭泣能比抗抑郁药起到更好的自我安慰和提升情绪的作用。所以哭出来了，吼出来了，肝脏里面的郁结之气就随之而出，被抑制的负面情绪和挫折感得以彻底释放，肝神也就定了。

旅游有益女性身心健康

随着人们生活水平的提高，人们对生活质量的追求已不仅仅只局限于物质生活，而越来越多地讲求精神生活。人们更乐于把工作之余的时间用在书画、跳舞、养花、钓鱼等娱乐活动上，殊不知，旅游也是一项极好的有益身心健康的休闲活动。尤其适于那些被负面情绪压抑的女性。

在旅游地，饱览祖国的大好河山，不仅可以了解当地的历史文化遗产，还可以了解当地的风土人情。在旅途中，或徒步，或登山，或划船，这些运动会让人在不知不觉中全面运动手脚四肢和筋骨八脉。人的生命在于运动，因此要保持健康的身体，就必须让五脏六腑、肌肤和血脉经常得到锻炼。

在游览的过程中，湖光山色、烟雨迷蒙、山石林泉、松竹兰花让人赏心悦目，仿佛置身于梦境之中，将世间的一切俗世烦恼都抛诸脑后，自然就会有一个好的心境。

旅游区清新自然的空气对于身心也是非常有益的。生活在大城市的人受到来自各方面的污染，如灰尘、噪音、霓虹灯光，这些都会让情绪低落，而旅游区的新鲜空气和安宁的氛围则能调剂身心。

所以，女性可以通过旅游来调节情绪，以便有一个好心境。

静思冥想，放松全身

　　近年来，美国和荷兰的一些医学家针对现代的快节奏给人们带来的疲劳现象，倡导了一种自我保健的方法，即通过冥想来达到放松身心的目的。通过闭目静思可以有效地消除疲劳，对平衡左右脑的使用有着颇为明显的益处，还能够促进思维和创造力。

　　现代医学家认为，人类大脑的细胞通常仅有10%左右得到了使用，其余90%的脑细胞有多少可以得到利用则与刺激大脑的方式有关，而平常仅在熟睡时出现的 a 脑波，就是一个特殊的刺激源。最新医学和心理学研究结果表明，a脑波能够调节新陈代谢和身体的其他生理活动，如降低心律和触觉敏感度，甚至可以在不同程度上控制周期性高血压、头痛及血友病等疾病的发作。

　　从许多处于冥想状态的人身上，都可以测到 a 脑波。此时的冥想者处于一种心旷神怡、意识专注、肌肉松弛的状态中，整个身体都处于一种兴奋与熟睡的状态之间。而 a 脑波的出现，使人的潜在大脑被大大激活，从而增强了记忆力和注意力等。通过这样的一种活动方式，达到排除精神毒素、健康身心的目的。

　　冥想的方法很简单，随时都可以进行，但最好选择在一个幽雅安静的环境里，可坐，可卧，姿势不拘，顺其自然，闭目静思。冥想时要放松全身，双脚稍稍叉开，双臂

别让生气伤了你的身体

略微离开身体，手掌向上，保持心情舒畅安详，意识清醒，进而缓缓地进行呼吸，同时逐渐进入想象状态，所思所想的事情最好是开心的事，也可以是美丽的自然风景或心目中的偶像，并由此联想到各种丰富多彩而颇有趣的景象，尽量将意识引向美好、愉快的境地。

静思冥想持续的时间应该根据个人的实际情况而定，让思绪自然地收放，从而达到放松身心的目的。如果条件允许，女性可以每天进行一次这样的冥想活动。

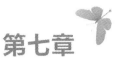

第七章
男性情绪调适——乐而养身心欢愉

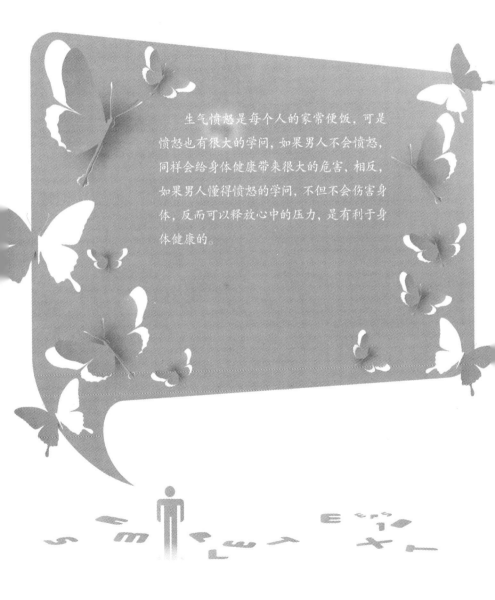

　　生气愤怒是每个人的家常便饭，可是愤怒也有很大的学问，如果男人不会愤怒，同样会给身体健康带来很大的危害，相反，如果男人懂得愤怒的学问，不但不会伤害身体，反而可以释放心中的压力，是有利于身体健康的。

导致男人坏脾气的 5 个因素

现实生活中很多男人都感觉自己的脾气变得越来越差，一些小事就会令他们变得愤怒异常，这对他们的家庭来说的确不是一件好事。其实男性脾气变坏是有原因的，不妨了解导致男人变成坏脾气的 5 个因素，之后再对症下药，慢慢改变男人的坏脾气。

1. 经常失眠

英国一项名为"梦想：在'7/24 社会'中的睡眠"的调查发现，大约 50% 的坏脾气老板都是睡眠不足造就的，他们承认会因为睡眠不足造成的疲劳，并对同事大喊大叫，对下属无情斥责。普通员工也一样，因为睡眠不足，有39% 的人会脾气暴躁，19% 的人在工作中非常容易出错。对于其中的科学依据，科学家做出了解释。如果我们两天两夜不睡觉，大脑就会"重启"，并将控制中枢从平时的"冷静—理智"的控制区转向了"紧急状态"的控制区，这个控制区让人的行为模式切换为更直觉的"战斗—逃跑"模式，导致脾气变得急躁。

2. 不吃早餐

不吃早餐除了影响消化，对男人们来说，还会让脾气变得糟糕。美国科学研究发现，不吃早餐让男人的情绪和视觉空间记忆变差，但对女人则没有影响，科学家认为这

別让生气伤了你的身体

和不吃早餐造成的大脑能量供应不良有关。

3. 吃垃圾食品

英国科学家将男性试验者分为两组，一组补充真正均衡营养的饮食，一组只给炸薯条和鸡肉汉堡。一年后，发现只吃炸薯条和鸡肉汉堡的那组男生变得坏脾气、而且暴力。科学家发现，这和一种叫做"Ω－3"的脂肪酸有关，长期吃垃圾食品的人大脑中会缺少这种脂肪酸，从而使大脑失去灵活性，控制情绪的能力受损，导致增加暴力倾向。

4. 过多压力

压力是男人坏脾气的最重要因素。因为在压力状态下，男人会处于一种战斗状态，身体中有一种叫做"儿茶酚胺"的物质会更多，这种物质的本意就是增加人的战斗力。现在过多的儿茶酚胺则会造成血中毒素增加，从而损伤肝细胞。这也就是中医说的"怒伤肝"。

5. 经常食肉

肉食使人情绪暴躁有三个原因：首先肉类中的动物蛋白会使大脑中的"色氨酸"含量减少，而导致人的情绪急躁，有侵略、好斗的倾向；其次肉中含有的大量饱和脂肪酸会让血压升高，而血压升高是情绪不稳的重要诱因；最后，肉类会导致血液中的钙离子含量下降，血液中的钙可是情绪的"降温剂"，钙离子的减少增加了人暴躁易怒的倾向。

脾气暴躁，当心雄性易怒综合征

男人比女人的脾气大，动不动就发脾气，有可能是一种病——雄性易怒综合征。导致雄性易怒综合征的因素有两个，一是内部因素，二是外部因素。如果一个男人出现睾丸激素水平严重下降的情况，他的脾气就很容易失控，表现得很失落。在现实生活中，一种外界伤害常常会引发这种综合征。失业或失恋，身体疾病或外伤都有可能成为外部因素。

有四个因素会导致男人患上这种病：青春期、脑变化、身体变化和荷尔蒙变化。

处在中年和男子更年期的男人，也会出现类似的情况。但是，当一些人经历其他一些重大变化时，同样会很容易地患上雄性易怒综合征。有的人则是多种因素起到作用的结果，比如，荷尔蒙变化、脑化学变化、遇到巨大压力等。

若发现自己患上了这种症状，平时就要多调理，还应克服心理障碍，或是向医生求助。

男性脾气差，容易"不举"

男人在人到中年之后，来自于工作和家庭的压力将达

别让生气伤了你的身体

到最高峰，此时上有老下有小，如果压力再无处排泄，长时间的压力就会使得男人的脾气越来越差，有时候会无名火上心头，乱发脾气。这种久压加上坏情绪，久而久之很有可能导致男性"不举"，影响性事。

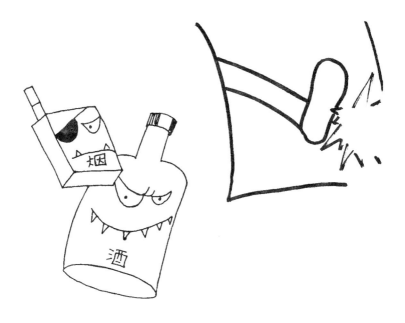

中医认为怒伤肝，看上去肝和男性的性功能似乎没什么联系，事实上，阴茎的勃起就决定于肝经。作为男性，难以避免的烟酒应酬本就让肝脏不胜负荷，再加上压抑、郁闷和暴怒的情绪，更会导致肝郁、血瘀，肝经不畅，使得肝脏的功能不能得到正常地发挥出来，甚至因气生病。这样会严重影响到阴茎功能。

如何对付不良情绪？可以采取转移注意力的方法，转移精神上对压力的关注。例如去空旷的原野跑一跑，喊一喊，到歌厅去放开嗓子唱一唱，到有温泉的地方去泡一泡。这些办法可以使"肝经调达"、"气机通畅"，在达到释放压力的效果的同时，也能健肝健肾。

生气导致应激性耳聋

应激性耳聋多发于吵架、生气等应激性事件。主要是由于情绪过于激动造成的。

从生物学角度来看是当人的情绪发生剧烈波动时，体内肾上腺素分泌会大量增加，末梢小血管会发生痉挛、收缩，供应局部组织的血流量便减少。如果这种变化发生在内耳小血管，就会影响到内耳的生理功能。这时就会出现听力突然减弱的情形。

应激性耳聋的发生是很突然的，大多在数小时到一、二天内，多数人伴随着剧烈的耳鸣，少数人可伴有恶心、呕吐和眩晕。应激性耳聋只要发现及时，治疗得早，可以在短时间内得到痊愈或听力大部分恢复。

所以，当遇到不开心的事情时，切忌发怒，如果有可能发生争吵的话，也最好先退一步，忍一忍，避免正面冲突。

常过夜生活有害健康

很多白天繁忙的男性习惯晚上去酒吧、咖啡厅、舞厅等场所，尤其是在心情烦闷的时候，会去这些场所放松精神，排遣不良情绪，在休息中获得享受。夜生活这种休闲方式本无可厚非，但若是经常过夜生活，则会对身心健康产生巨大的危害。

1. 造成神经功能紊乱

人长时间过夜生活会导致某些疾病，其中包括神经功能紊乱。比如跳舞，这是一项剧烈的活动，容易造成人大脑缺血缺氧，使人头晕目眩、面色苍白、出冷汗、腿软无力甚至昏厥。即便有时活动并不剧烈，但持续时间过长，也会使人中枢神经系统高度兴奋，长时间难以平静，造成失眠健忘、头痛头晕，记忆力下降。

2. 视力受损

人经常过夜生活，参加舞厅、酒吧活动，那里的灯光高速变幻、旋转、闪烁，令人眼花缭乱，时而剧烈刺眼，时而昏暗模糊，超过了眼球晶状体的调节能力，时间一长会造成视力衰退。

3. 影响智力

长时间过夜生活的人，生物钟会被打乱，夜间休息不好，白天上班会困倦，影响工作效率。

4. 肠胃功能失调

过夜生活经常是活动与进食同时进行。有的人晚餐就在酒吧或舞厅中完成，边活动边吃东西。这很容易影响肠胃的正常消化和吸收功能，使胃液分泌紊乱，易诱发慢性胃炎、消化性溃疡、胃肠功能紊乱。另外，晚上进餐过多会造成胰岛素分泌过多，脂肪合成过多，使人肥胖。

所以，当你心情烦闷的时候，尽量少去这些场所，最好采用其他的方式来缓解心中的抑郁之气。

心中有怒气的男人不宜经常桑拿浴

桑拿浴是一种既具时尚又能保健的休闲方式，一身透汗之后全身放松疲劳尽消，所以不少工作紧张的男士经常光顾桑拿场所，以便放松精神，缓解压力，排遣怒气。

然而，频繁出入桑拿却是一种不明智的行为。因为它可能是男子不育症的元凶。在桑拿浴的发源地芬兰，那里男子不育症的发生率就相当高，这和当地人爱洗桑拿不无关系。

睾丸的温度一般要比人体温度低3℃－4℃，这样才能产出正常的精子，精子对温度的要求比较严格，必须在低于体温的条件下才能正常发育，而桑拿浴的温度却要比体温高出许多，不利于精子生长，或造成精子活力下降导致不育。临床统计，男子不育症中有相当一部分人是由于睾丸温度高于正常温度所致。对于未婚未育的男士，除了桑拿不宜多洗之外，其他能够使睾丸温度升高的因素都要尽量避免，如长时间骑车、泡热水澡、久坐不动、穿紧身牛仔裤等。

桑拿时，人裸体置身于恒定的高热雾气之中，通过大量的排汗散热，肌肤毛细血管充分扩张，血液循环加快，体内的组织细胞得到更多的氧气和营养，淤积于体内的过多脂肪废物和乳酸等也被迅速排出体外。因此，蒸桑拿具有疏通血脉、松弛神经、驱除疲劳等健身功效，同时它还能加速皮肤新陈代谢，增强皮肤的弹性和光洁度。可桑拿并非人人都能蒸，蒸桑拿也是要看人的身体状况的，心脏功能不好的人，有心肌病，或有先天性心脏病的人都不能蒸桑拿。有心血管疾病的患者或没有症状的潜在患者，包括冠心病、高血压、高血脂、高血糖、高血黏度等慢性病人群，以及糖尿病、肥胖、有心脏病家族史的人群也不太适合。

洗过桑拿的人都有这样的体验：被炙热的水蒸气包围着，没过多久就会感到喘不过气来。这是因为桑拿房一般空间都比较小，空气湿度大，又没有空气流通的窗口，屋内空气的含氧量下降，即使是身体健康的人都会感到胸闷气短，呼吸不畅，更不要说是那些特殊人群了。而且桑拿房里的温度一般都会超过40℃，在这样的高温环境下，人体的新陈代谢会显著加快，人体皮下的血管就会扩张，皮肤血流量比平时会增加 3 ~ 5 倍，回到心脏的血流量也显著增多，这样势必会加重心脏的负担。同时，高温状态会引起人体内环境紊乱，交感神经兴奋，心率加快，冠状动脉收缩，心肌耗氧量增大，心脏的工作量增加，造成原本就比较脆弱的心脏更加不堪重负。另外，在桑拿房内，人体出汗比较多，血液会变得黏稠，很容易形成血栓，导致各种心血管疾病的发生。

还有，过度劳累或饥饿时不要洗桑拿浴。人在劳累或饥饿时肌肉张力较差，对冷和热的刺激耐受性降低，洗桑拿浴时容易引起虚脱。

蒸桑拿前要做充分准备。因为桑拿房特殊的高温及高湿环境，所以无论哪种体质的人进去前，都应做好充分准备，以防不测，特别是那些身体状况较差而又一定要洗的人，更应注意。蒸桑拿时，人们可以结伴而行，在蒸桑拿之前和蒸的过程中注意及时补充水分，不要等到口渴再喝水，可以随身携带一瓶水，随时补充水分。一旦感到胸闷或有其他不舒服的感觉，应立即离开桑拿房，到空气流通比较好的地方平躺，喝一些凉白开水。

生气时不宜长时间打麻将

很多男性喜欢在休闲的时间选择打麻将。这种放松神经的方式，从一定意义上有调整心态的作用，对身体还是

别让生气伤了你的身体

所有好处的。但是，有些长时间打麻将，或赌气的时候打麻将，则会容易招致疾病。

1. 由于长时间打麻将，同一坐姿总是保持很久，会导致脊椎韧带和附近肌肉出于不平衡的紧张状态，很容易让人患上颈椎病，腰肌劳损，痔疮等疾病。由于静坐不动，压迫腿部，造成微循环受阻，容易引起下肢麻木。如果突然站起来，由于血液涌向下肢动脉，还会造成大脑供血不足，使人头晕眼花。

2. 大脑是人体对血液和氧气最为依赖的器官，正常人脑耗氧量占全身总耗氧量的五分之一。人长时间玩麻将，尤其是在生气状态下玩麻将，会导致精神更加紧张，会使血管收缩，血流阻力增加，脑血流量减少，容易出现脑缺血症状。

3. 心脏是人体供血和维持全身血液循环的重要脏器。正常人的血压是靠心脏、血管、血液来维持的，而心脏和血管都受人体的交感和副交感神经等因素调节。人长时间打麻将，必然会导致强烈的精神紧张，使交感神经兴奋，神经介质释放和活性增加，引起心脏兴奋，血管收缩，出现心率加快，血压升高，增加心肌耗氧量和缺血，很可能引发心绞痛，心肌梗死等病症。

所以，为了有一个好身体，生气的时候还是不要长时间打麻将为好。

良好的心态是健康的第一要素

现实生活中，中年男性由于生活紧张、工作繁重、竞争激励很容易导致心理失衡，进而有损身心健康。因此，调整好心态至关重要。中年男性可以从以下几个方面做起。

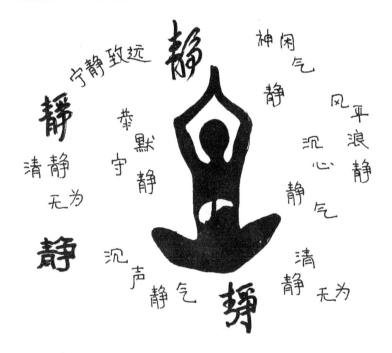

1. 保持生活规律

人的生活越有规律，大脑的活动也就越有规律，从而保证心理活动的健康。中年男性想有好心态，必须按时休息，保持良好习惯，情绪乐观，心情愉快，以及保持适当的活动量。

2. 学会自我放松

当感到烦恼时，想要发火时，可以采用深呼吸或自我暗示等方法来减少身心带来的危害。

3. 学会顺其自然

人是自然规律的产物，应当与自然融为一体。生活中，你对万事万物都用顺其自然的态度看待，按照客观规律办事，积极努力争取好的结果，坦然对待各种结局，那么，你就能有一个好心态。

4. 学会忘记

忘记年龄，才能保持旺盛的活力；忘记忧愁，才能减少疾病的缠身；忘记疾病，才能减轻精神压力……总之，只有学会忘记，才能保证心理平稳。

5. "装聋作哑"

对于一些小是小非的问题，最好装聋作哑，当做没看见，没听见，不管不问，这样就能避免一些不必要的"生气"。

心态决定人的健康。中年男性要认真地对待、调整自己的心态，让它发挥出积极的作用，实现身心和谐，永葆健康。

怒生百病，宽容有助于康复

在生活中遇到一些让自己生气的事情而不能宽恕他人

的人，心理上的仇恨会长久地堆积。时间久了会引起身体不适，对心血管和神经系统也会有不良影响，血压和心律也会跟随着上升，肌肉长期紧张而不能松懈下来，情绪自控能力也会逐步减弱。如果长时间这样的话，就非常不利于疾病的康复和身心的自我保养。只有宽恕别人，才会感觉到放松，这样自己的身心才会更加健康，免疫力才不会受损，其他的疾病也就会更快的康复。

要想真正地做到宽容，不妨从以下几个方面来着手：

第一，学会用博爱之心，看待世间的一切。博爱是一种豁达的人生态度，如果人能拥有博爱的心态，那么心中怨恨的情绪就不会产生，更不会长时间在人的体内堆积。因此，对什么事情都采取宽容的态度，拥有博爱的胸怀，你会时刻感到心情舒畅，也就保证了身心健康。

第二，勇于面对现实。面对别人已经造成的伤害，我们要学会勇于面对，并且在这个基础上学会去宽恕、宽容。但是，还要明白，忘记和原谅所发生的一切并不意味着宽恕，因为宽恕的前提是承认有过伤害或者不满。对受伤害者而言，不能够承认受伤则会变得麻木不仁，其胸怀宽大就无从谈起。当再次面临这样的伤害和不顺的事情时，可能引起更大的情绪波动，长久如此就会使心态扭曲，不利于身心的健康发展。

第三，经过努力，将伤害过你的人变成你的朋友。美国已故前总统罗斯福说："成功公式中，最重要的一项因素是与人相处。"当我们宽恕别人的时候，我们就为自己赢得了友谊，从某种意义上说，宽恕是获得友谊、积攒人气的一个很重要的途径。同时，这更是你拥有健康身心的一个重要的途径。

第四，学会换位思考，获得内心的平静。从另一个角度去看给你造成痛苦的人。伤害发生的时候，"伤害"你的人可能会受到良心的谴责，而宽恕会赢得两个人的快乐，快乐的心境也会让你感到放松。同时，能够宽恕他人过错的人，常常都会享受生活，心里也不会有很多疙瘩。俗语说，病从心起，一旦心里畅快了，病也就自然而然少了许多。

第五，不要太固执，学会改变。对于已经造成的心理创伤，倘若不能痊愈，心理伤口就会越来越难以愈合。对于已经造成的伤害，一味地怨这怨那，总是惦记着别人的不是，宽恕也就无从谈起，更不利于心理伤口的愈合，还很有可能造成更深的伤害。因此，学会改变心态，换个角度看问题就显得非常重要了。

豁达会使人长寿

为什么豁达会使人长寿？现代医学认为，良好的心态可以使大脑细胞得到充分供血、供氧。大脑皮质代谢正常，兴奋与抑制处于平衡，从而维持各脏器协调运作，有利于食物的消化与吸收。最新研究表明，大脑受到良性刺激就会分泌一种"快乐荷尔蒙"激素，能促进血液循环，充分供给氧气与营养，激发神经细胞兴奋，使人产生飘飘欲仙的舒畅感，从而增强免疫力，预防疾病。

研究发现，人在发怒时，血压急剧上升，患有脑血管疾病的人容易引起脑血管破裂而导致中风；患有心血管疾病的人发怒，则会使冠状动脉强烈收缩，容易引起心脏病发作，导致生命危险。另外，常发怒的人还容易患上胃溃疡。

所以，人应该保持豁达开朗的心胸，避免发怒，从而有一个好的心态和好的身体。

遗忘烦恼是养生的良药

现代医学研究表明，遗忘可以减轻大脑的负担，降低细胞的消耗。

通常情况下，人的脑细胞每天大约会死亡 10 万个。但如果受到外界的强烈刺激，大脑每天死亡的细胞就要增加几十倍。时间一长，大脑是难以承受的。相反，只记住该记住的，把该遗忘的遗忘，就能减少脑细胞的死亡，减轻大脑的负担，有益于大脑和身体的健康。

在人生的旅途中，如果把成败得失、功名利禄、恩恩怨怨、是是非非等都牢记心头，让那些伤心事、烦恼事、无聊事都萦绕于脑际，就等于背上了沉重的包袱、无形的枷锁，就会活得很累，以至于心力交瘁。

学会遗忘，就是要学会换一个角度去看问题。这样，失望就会变成乐趣，抑郁就会升华为欢跃。学会遗忘是生活中必不可少的养生良药。把任何事情都看轻一点，看淡一点，把一些不该记住的东西遗忘，多留下温馨与美好，才能把愉快的心境、充沛的精力和长久的健康留给自己。

练练书法，有一个好情绪

书法是一门艺术，也是一种养生之道，长期坚持下去，既能让人有一个好情绪，也能让人有一个好身体。

1. 调节情绪

中医学认为："人有五脏化五气，以生喜怒悲忧恐。"七情太过可使脏气失调。书法可调整心态，使情绪稳定。狂喜之时，习书能凝神静气，精神集中；暴怒之时，能抑郁肝火，心平气和；忧悲之时，能散胸中之郁，精神愉悦；过思之时，能转移情绪，抒发情感；惊恐之时，能神态安稳，宁神定志。可见，书法能调节情绪，促进人的身心健康。

2. 陶冶情操

言为心声，书为心画，练习书法无疑能陶冶人的情操，赋予生命积极向上的活力，使人在艺术、眼界、胸襟、修养、气质上都得到升华。当你书写时产生的快感、创作时产生的欢愉、作品发表或展出时得到的回报，种种美的信息，会刺激大脑分泌良性物质，对提高人体的免疫力、抗病能力有很好的帮助。

3. 形神共养

习书法时全神贯注，人的思想纯净、恬淡、少欲，心神不被外界事物所扰动，在追名逐利的风潮面前，甘于清贫，恪守寂寞，使体内阴阳平衡，保证人体内环境的稳定状态，延缓细胞的分裂周期，体内气血在最低限度内变化，代谢相对缓慢。书法能养神，养神能练意，有效地减少或避免心理对于生理的干扰，使一切杂念全抛之九霄云外，这种全身心的投入，其作用不亚于练气功、打太极拳。练习书法，形神共养，使书法形神一体，心身统一，从而健康长寿。

河边垂钓，乐而养神

随着生活节奏的加快，工作频率的提高，人们总是行色匆匆，整个人的身体就像一架高速运转的机器，没有时间保养和停留。因此，现代人总是会出现一系列的失眠多梦、脾气暴躁、夜间盗汗等"亚健康"症状，而这些亚健康状态产生的根本原因就是心脏长期超负荷工作的结果。

日常生活当中，我们经常会发现，很多人在情绪发生巨大波动的时候，经常还会伴随失眠多梦、中风、心脏疼

别让生气伤了你的身体

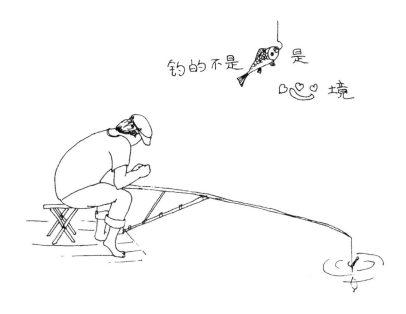

钓的不是 是 心境

痛等现象。由此可见，恬淡和平稳的心境是一道可以阻挡所有心脏疾病的心理屏障，只有具备了健康的心理和平静的心态，配合合理的饮食，才能让我们的心脏健康。

对于心脏病高发人群或者已经患有心脏病的人，除了必需的系统性医学治疗外，心理治疗也是必不可少的，只有以合适的方式进行心理调节，控制自己的奢望，抛掉那些没有必要的心理包袱，才是治愈心脏疾病的基础，正如《黄帝内经》中说的那样："恬淡虚无，精神内守，病安从来。"

钓鱼，就是一种能够让心脏得以休息的方式。钓鱼就是垂钓，具有陶冶性情，培养稳健的性格，克服急躁轻浮的情绪，以及修身养性的作用。

1. 钓鱼可以调畅情致。由于现代人工作节奏快，常常处于紧张之中，如果连续工作时间太长，会使人感到疲劳，使记忆力、创造力下降。

在紧张工作之余，离开嘈杂的城区，来到幽静的旷野，平心静气地抛钩垂钓，一边呼吸着沁人心脾的新鲜空气，一边欣赏着青山绿水、白云蓝天的美好景色，还不时有鱼儿上钩，使人感到无比舒畅，优哉游哉。中医认为春季肝木偏盛，临河的鱼可调节人的情绪，得以平肝潜阳，有益养生。

2. 钓鱼可以驱除杂念，舒缓神经。钓鱼时要求脑、手、眼配合，静、意、动相助，置身于此，种种杂念均弃于九霄云外，它对提高人的视觉敏感和头脑反应的灵敏性都起到了积极作用。尤其是春天垂钓，有美丽的景色和新鲜的空气相伴，是一种很好的自然疗法，因此有人说"湖边一站病邪除，养心养性胜药补"。

3. 垂钓能解除心脾燥热，故垂钓对高血压、神经衰弱、失眠、消化不良等患者有较好的疗效。此外，垂钓还可以修炼性格。钓鱼是耐心和信心的结合，钓鱼时全神贯注、凝神静气、严肃以待，安然自得地等着鱼儿上钩。因而钓鱼可以克服急躁轻浮的情绪，培养稳健机智的性格，养成稳重含蓄的人格。

4. 钓鱼能够控制和消除不良情绪，调节精神状态。参加钓鱼活动有助于提高生活情趣，活跃各种生理功能，是保持心理健康，消除精神沮丧及暴躁等不良情绪的好方法。钓鱼人的乐趣能使人心情舒畅，精神饱满，一切烦恼和忧虑都会在自然状态中消除。

在闲暇之余，带上渔具，来到湖滨河畔的大自然中垂钓，不失一种调节情绪的养生好方法。

爱生气的男人最好补补肾

在生活中我们会发现，肝火旺、爱生气的人，更容易得高血压，且多疑、忧郁的人更易失眠。这都和中医讲的"怒伤肝、思伤脾、恐伤肾"有密切联系。而且，他们大多有口干、眼睛红、小便颜色暗黄、大便干燥、甚至血压不稳定等问题。而肝火旺往往会伤及肾阴，伴随肾虚症状。这和中医的另一句"肝肾同源"有关。就是说，肝的疏泄条达和调节血量的功能，必须依赖肾阴的滋养；肾阴的再生，又须通过肝的疏泄而入藏于肾。肝藏血、肾藏精，肝肾同源，亦即精血同源。肝和肾均有相火，相火源于命门。因而调肝必须要补肾。

这些症状虽然是"肝火盛"的表现，但究其根本与"肾虚"有关。中医理论"心、肝、脾、肺、肾，五脏一体，肾为五脏之母"。肾脏就像自然界当中大树的树根一样，为什么我们称肾脏为水脏？第一，在五行当中"肾为水"，在五脏功能分工"肾主水"，自然界当中树根吸水，吸取土壤营养供树的主干、枝干所需。如果树根枯萎，不发达，土壤中的营养再多，水再充足，树的枝叶也是没有办法获取营养水分的。如果人的肾气虚，"主水"的功能必然下降，我们人体的体液、血液主要成分是水。身体中的水是我们日常饮食的摄入，但是肾虚的病人，代谢水的能力下降了，会使血液，体液缺水、口干、舌燥、皮肤干、小便黄、血液黏稠度增加。身体中多余的水分代谢不出去会引起水肿，继而产生各种并发症。血液当中的水分减少了，血液成分就会改变，担任滤血、生血、运血的肝脏、脾脏这两个脏器就会由于血液、体液成分的变化而增加负担，产生相应的临床症状，表现为爱生气，发脾气。

肝和脾的关系也非常密切。人生病上火了，忧虑也多了。"思伤脾"，肝、脾因此也就不和了，主要表现为消化系统症状。所以生气以后常表现为不想吃东西、口干、口苦，这就是肝火。人不吃饭，能量就会减少，心、肝、脾、肺、肾的功能肯定会相应下降，人就会生病。人生病了，想干的事情干不了了，就会着急，表现为发脾气，长时间恶性循环的结果就会影响生活质量，缩短人的寿命。

由此可见，经常生气与肾虚、五脏功能失调有关。在治标的同时，可以在医生的指导下通过补肾调节五脏功能。

心情不舒畅，需要疏肝理气

生活中，一些性格内向的人爱生闷气，正所谓"百病

别让生气伤了你的身体

生于气"，说的就是生气会导致多种疾病。其实人体就像纵横交错的高速公路连着脏腑和器官，人的情绪、思维、消化系统就好比一条条的通道，只有各个通道畅通无阻，人才会感到舒服。如果哪条通道废物没有及时排出，堆积在通道内像堵了一样，就需要疏通一下。

肝脏就是疏通各个通道的人体器官。肝主疏泄，主要负责疏通气血，气"顺"了，人的心情自然就会舒畅。《黄帝内经》中提到疏肝理气的养生法。

十二时辰养生法：把十二个时辰分别对应五脏，也就是说每一个脏器在相应的时间里养护是最好的。而肝对应的时间是丑时，也就是凌晨1∶00~3∶00，这个时候肝经最旺，所以休息好对养肝最重要，《素问·五脏生成论》："故人卧血归于肝……"，只有人休息时，肝脏的血流才充分，才能养好肝，所以睡眠对肝的影响是很大的，好的睡眠是对肝最好的关怀，要想养好肝就要在精神上保持柔和、舒畅，以维持肝的正常疏泄功能。

顺时养生法：肝对应的是春季，所以春季养肝是最好的。春三月，万物生发，此时的肝脏是最为活跃的，要注意养肝护肝，疏肝理气。再者，春季蔬果新鲜丰富，多食青色食物，如香椿、春笋、香菜等对疏肝理气有很大帮助。肝性喜条达恶抑郁，春天天气温暖舒适，百花争艳，来一次春游使身心得到舒展，可以调畅全身气机，推动血液正常运行。气机通畅，气血调和，肝气自然顺畅。这就是顺时养生法。

告别"快节奏综合征"，享受慢生活

心理学医学上把因生活与工作的快节奏而引起的一系列心理不适或精神障碍，成为"快节奏综合征"。如果人长期处于这种症状中，大脑的活动就会常在连续的、快速的状态中运动，从而极易导致脑疾病的产生，危害人体的健康。对于那些脾气暴躁的人来说，"快节奏综合征"更容易助长他们的脾气。

若想消除"快节奏综合征"，应该注意以下几个方面：

1. 要正视"快节奏"

"快节奏"是一种社会现实，作为社会的主人，我们不应该去逃避它，而是应该适应社会的需要，抛弃一些陈规陋习和一切落后懒散的工作方式，积极地从思想上迎接"快节奏"的到来。

2. 生活要合理安排

合理，即根据自己的生活、工作、学习的实际情况，根据气候的变化，根据自己的身体健康状况及对工作的应酬能力，安排好每一天、一周、一月的生活内容，明确什么时候该做什么，不随意变动。

3. 学会劳逸结合

无论体力劳动者，还是脑力劳动者，一天 8 小时工作之外，也应该忙里偷闲，以便让精神和体力能够恢复。可

别让生气伤了你的身体

以听听音乐，看看电视，散散步，切忌在休息娱乐的时间里再增大大脑的负担。

4. 乐观地对待生活

不可为一时的紧张忙碌而心事重重，不可为一些琐碎小事而耿耿于怀。因为只有这样才能在进入"快节奏"生活时，有一个良好的精神状态以及稳定的情绪。

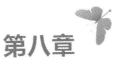

第八章

老人情绪调适——心宽气顺，一身轻松

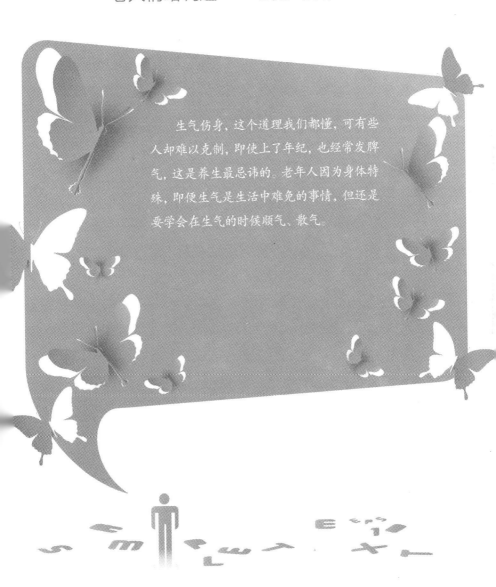

生气伤身，这个道理我们都懂，可有些人却难以克制，即使上了年纪，也经常发脾气，这是养生最忌讳的。老年人因为身体特殊，即便生气是生活中难免的事情，但还是要学会在生气的时候顺气、散气。

老人气不顺，疾病早晚来到

随着年龄的增长，很多老人的情绪都会出现波动、不稳定。其中一个显著的特征就是发脾气。这个毛病不仅让老人失去理智，甚至还会对老人的身体造成伤害。那么，老年人为什么会出现情绪不稳定，爱发脾气的状况呢？

其原因主要有以下几个方面：

1. 性格变异。老年人经常性无缘无故地发脾气，这种反映说明了老年人心理衰老、性格变异。退休之后，老年人社交圈子逐渐缩小，变得更加封闭，遇到事情就容易情绪不稳，急躁易怒。

2. 心胸狭窄。有些老年人年轻的时候就心胸狭窄，到了老年期还是喜欢斤斤计较，不容他人触犯。一旦有人触犯他，他就会发脾气。这是心胸狭窄的典型表现。

3. 虚荣心强。有些老年人常常以"长者"、"老者"、"过来人"自居，显示出自己的尊严和权威。一旦有人伤了他的面子，他就会发脾气。这是强烈的虚荣心导致的。

4. 疾病征兆。许多老人脾气暴躁，可能是因为患上了某种疾病。如肝病患者，虚火亢盛，心情烦躁，就容易发脾气。而大发脾气会使心肌耗氧量增力，心脏负荷加重，诱发心血管疾病，甚至脑出血、心肌梗死。

老年人常发脾气，说明情绪不稳定，身心自然也不愉快。因此一定要采取措施调节老年人的情绪。身心是一体的，只有稳定好自己的情绪，才会有益于心理与身体健康。

情绪压抑了，懂得如何释怀是关键

有的时候，老年人的生物钟适应不了季节的变化，就会导致生理节律紊乱和内分泌失调。在这种情况下，老年人容易出现情绪与精神状态的紊乱，如情绪低落、记忆力下降等症状。老年人心情压抑的时候怎么办呢？最关键的就是释放压抑，让自己的心情变得轻松愉快。那么该采取什么样的方法呢？不妨参照以下的建议：

1. 行为能够影响情绪

心理学家通过深入的研究发现，情绪是会受到行为的影响的。心情压抑的老年人不要愁眉苦脸，不要垂头丧气，不要弯着腰走路，而是应该保持微笑，保持精神饱满，挺直身子走路。这样做就会让你感觉到心情很好，有助于排除压抑的情绪。

2. 培养爱好和兴趣

老年人心情压抑的时候，不妨培养一种爱好和兴趣。比如养花、音乐，早练、读书、写作、交友等等。当你集中精力去做自己感兴趣的事情之时，你的大脑的兴奋区域就会被快乐刺激，因而就不会感到压抑了。多一些爱好和情趣，都会给你带来意想不到的益处。

3. 主动帮助别人，乐于助人

老年人心情压抑了，可以通过多种方式转移自己的注意力。如可以在社区从事志愿性的工作，主动帮助那些需要帮助的人，在这个过程中能感受到充实，心情就会好些。

4. 坚持锻炼身体

英国教育家斯宾认为"健康的人格寓于健康的身体"。科学家认为，呼吸性的锻炼，如散步、慢跑、游泳和骑车等，让人肌体彻底放松，使人精力充沛，可增长人的信心，消除紧张和焦虑的情绪。所以，心情压抑的老年人不妨尝试着进行锻炼，出一身汗，让自己精神放松放松。

5. 回归自然，有益于身心健康

生活在城市的老年人，出现了心情压抑的状况时，不妨到郊区或是风景优美的地区，感受一下大自然魅力。让大自然的风光洗涤心中的郁积，调适自己的不适心态。等到心情放松了，压抑之感自然也就消失了。

看得开退休，心气就会顺

据不完全统计，60%的退休老人都会出现"退休综合征"。它是指老年人由于退休后，由于一时不能适应新的角色、生活环境和生活方式而出现的焦虑、抑郁、悲哀、恐惧等消极情绪，或因此产生心理障碍，以及由其引发的生理疾病。这会使得老年人的健康每况愈下。

别让生气伤了你的身体

换句话说，老年人的"退休综合征"是一种复杂的心理异常反应，在情绪和行为两方面表现尤为突出。它给老年人带来了很大困扰，因此做好防治很有必要。要预防和治疗"退休综合征"，最关键的是老年人应该努力适应退休后的各种变化，即实现离社会角色的转换。那么该采取哪些防治措施呢？不妨从以下几点做起。

1. 调整心态，接受现实

衰老是自然规律，退休是人生重大转折，这都是无法避免的。老年人应该承认这个现实，退休之后要保持积极乐观的情绪，坚信退休后的生活也会美好。只有这样才能顺利实现角色转化，适应新生活方式。

2. 善于学习，延缓衰老

"活到老，学到老"，学习可以延缓老年人智力衰退，使得大脑不会迅速衰老。老年人学习新知识，新观念，才能与时代同步。

3. 生活自律，良好习惯

退休后的老年人要有规律的起居，找到适合自己的新生活节奏。另外，还要戒除不良嗜好，养成良好的饮食卫生习惯，建立适合自己的生活方式。

4. 切莫封闭，增添情趣

退休之后，老年人自我封闭，致使自己的生活圈子越来越小。老年人应该扩大社交，积极主动地建立新的人际关系，以此来排解内心的孤独，增添生活情趣。

5. 发挥余热，服务社会

退休老人如果身体硬朗，那么可以做一些力所能及的工作，让自己的生活充实的同时，也为社会贡献自己的余力。

6. 适当用药，心理治疗

退休的老年人出现身体不适、心情失落、情绪不稳时，应该及时就医。尤其是那些患有严重的焦躁不安和失眠的退休综合征的老人，需要在医生的指导下服用适量药物，同时也应该进行必要的心理治疗。

丧偶综合征，老人需要释怀

对于老年人来说幸福是什么？很简单，不是物质，而是"少是夫妻老来伴"。相濡以沫几十年的夫妻，配偶的去世，无疑会对另外一方造成心理创伤。严重的话，还会产生忧郁、焦虑、情绪压抑、郁郁寡欢。这就是所谓的"丧偶综合征"。

"丧偶综合征"主要表现在身体方面和心理方面。

1. "丧偶综合征"在身体方面的危害是导致多种疾病或是加重病情。比如：溃疡病、高血压、冠心病、糖尿病等多种疾病。丧偶心理导致老年人机体免疫功能减退，甚至会发生感染性疾病，导致癌变。

2. "丧偶综合征"在心理方面的危害是导致多种心理

别让生气伤了你的身体

障碍。比如：沉默寡言、无好奇心、冷漠淡然、注意力不集中、痛苦不堪等等。有些老年人能及时调整过来，会逐渐好转。少数老年人长期陷入其中不能自拔，依旧食欲不振、失眠多梦，迅速衰老，甚至厌世。

"丧偶综合征"对于老年人的身体和心理都是一种折磨。那么应该如何帮助丧偶老人摆脱这种症状，从阴影中走出来呢？

1. 正确对待生死离别。生老病死是自然规律，我们无法改变，夫妻总会有分离的那一天。老年人应该正确对待，悲伤过后要坦然面对现实，更加珍惜生活。

2. 子女、亲友要进行心理疏导，多关心和体贴老人，有条件的话就跟老人一起住。这么做可以营造一个轻松、开心的环境，帮助丧偶老人尽快地走出痛苦的泥潭，好好地活下去。

3. 老年人要开展积极的生活方式。老人丧偶后，应主动出去走走，看望看望老朋友，以此来转移悲伤的情绪。在社区参加一些力所能及的活动，充实自己的生活，让自己在帮助别人的过程中，获得愉快的心情。

4. 多培养兴趣。兴趣的培养，无论什么时候都不晚。丧偶的老年人可以学习画画、音乐、下棋、跳舞、种植花草等等，从中陶冶自己的情操。有条件的话，子女带老人出去旅旅游，四处走一走，调整自己的情绪。

5. 开始新恋情。这是让老年人摆脱独孤的最好方法。子女、亲友在征得丧偶老人的同意后，不妨就鼓励老人寻找新的生活伴侣，从而缓解"丧偶综合征"。

老人要服老，让气顺过来

　　老张年轻的时候就是一个运动健将，因此身体一直不错。上了年纪，退休之后，老张还是跟之前一样，无论风雨天气，每天都进行晨练。到了下午，老张还用跑步机锻炼，直到练不动为止。家中的子女都劝他要当心身体，但他听不进劝告，还常常为子女不理解自己而生气。

　　然而，有一天，这个"车轴汉子"却开始腰疼，告诉老伴说做仰卧起坐做扭着了。于是老伴劝说他减少运动量，别跟年轻小伙子似的，60多岁的人，还是注意一些为妙。可是，老张没听进老伴的劝说，反而依旧坚持锻炼。终有一天，早晨起床后，老张感觉到腰疼连带的屁股疼、腿疼，没有力气走路了。后来，老张去医院检查，原来是腰椎间盘有三节膨出。医生建议他要静养一阵子，不要过量运动了。

　　在静养的日子里，老张感觉到自己有所好转，于是就又做了十多个俯卧撑。可谁知，第二天腿就疼得走不了了。老伴抱怨他说，你不服老不行啊！

　　生活中还有很多跟老张一样的人，明明年纪越来越大了，却不服老。于是，有的人抢着干家里的体力活儿，还充当社区志愿者发挥余热。

别让生气伤了你的身体

的确，有研究表明，60岁并不是真的就进入了老年期。人类的寿命逐渐延长，60~80岁的人可以称之为"年轻老年人"；人到了80岁以后，其认知功能才会明显衰退。所以，从这个方面来说，60岁的人不服老是有理有据的。

人老不服老，主要是指精神方面而言。老年人时刻保持一颗"年轻的心"，充满朝气和活力，生活自然有滋有味，而老气横秋，暮气沉沉，生活就失去了乐趣。另外老年人要正确、坦然对待生死，正视人生。老年人只要重视养生保健，生活有规律，笑口常开，保持精神、饮食、运动、人与自然的平衡，那么就能活得长寿。

人老要服老，主要是指生活起居的具体行动上。毕竟老年人的各种器官组织的功能逐渐衰退，人的饭量小了，体力下降了，记忆力减退了，腿脚不灵便了，抗病能力弱了，眼睛视力也不如从前了。每一个老年人都不应该否认这些事实，60岁无法跟20岁相比，这是不容忽视的。因此，老年人在生活起居方面，尤其是在体力劳动和体育运动方面要注意，一定要服老，万不可一意孤行。进行运动健身，是值得提倡的养生方式，但是要遵循"循序渐进，量力而行"的原则。

家庭和睦，老人才能轻松自在不生气

一个人的健康长寿除了跟科学合理的饮食、体育锻炼、

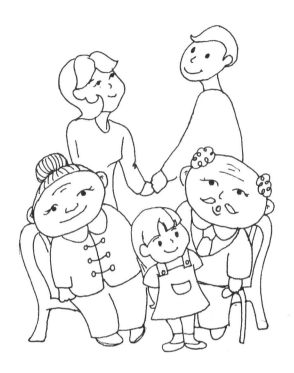

生活方式有关之外，还要有一个和睦的家庭。

有资料表明，大多数长寿老人都生活在一个非常温暖的家庭环境中，儿女孝顺，子孙体贴，生活舒适、衣食无忧。当人有了好的精神状态，体内能够分泌出有益的激素、酶、乙酸胆碱等生化物质，可使血液的流量和神经细胞的兴奋程度达到最佳状态。如此一来，人体各个系统、各个器官都将处于良好的状态，这非常有益于人的身心健康。生理学家巴甫洛夫说："愉快可以使身体发展，体格强健。"和睦的家庭，其家庭成员必定是快乐的，可以帮助人的心理保持平衡稳定。人经常获得内心的愉悦和温暖，从而会

别让生气伤了你的身体

刺激脑部的天然镇静剂内啡呔的产生，这会让人的心情更加舒畅。

另外，德国一份调查资料证实："生活在和睦家庭中的人，患癌症的危险要比生活在暴力家庭的至少要少一半。即使患癌症，其存活期也比较长。如果生活在不和谐家庭，整日精神不振，郁闷忧愁，使神经功能失去平衡，造成内分泌紊乱，从而导致高血压、动脉硬化、十二指肠溃疡和新陈代谢障碍等疾病。"

以上从正反两个方面说明了家庭环境对老年人的健康起着重要的作用。家庭和睦是老年人健康的根基。

老年人退休之后，生活圈子越来越小，家庭是主要的生活空间。但是一家人几代同堂，每个人的性格、经历、爱好、素养又都是不同的，就难免发生小摩擦。此时，为了老人的健康，就应该学会忍让，营造和睦的家庭气氛。因此每个家庭都要注意以下的事项：

1. 密切夫妻感情。老年夫妻是家中的长者，他们的关系是否融洽直接关系着自身的健康长寿。同时家中小一辈的夫妻关系也要保持良好，才有利于家庭和睦。夫妻之间应该用"互敬、互爱、互信、互勉、互帮、互让、互谅、互慰"这八大准则维持好关系。

2. 融洽代际关系。子孙都有各自的优点，老年人要欣赏他们，尊重他们的追求，多给他们以鼓励。子孙们也应该尊敬老人，常陪老人聊聊天，听听老人讲过去的故事。做到了敬老、爱老、养老，家庭成员之间才能关系融洽，和睦相处。

3. 邻里和睦相处。"远亲不如近邻"是耳熟能详的一句话。良好的邻里关系，能使人感受到真情与温暖。平时互相往来、互相帮助、互相信任，融洽邻里关系，也非常有利于老年人的心身健康。

避免争执，让老人顺一顺气

有很多老年人都很固执，儿女的观点一旦跟他们的观点不合，那么一场争执就在所难免了。争执容易引起愤怒、激动，对老年人的身心健康极为不利。

家中有位固执的老人，沟通起来的确非常头痛。不过，先了解一下老年人固执的原因，或许能够"对症下药"。一般说来，老人年的虚荣心和自尊心较强，爱要面子，为了维护自己的尊严、面子，老年人总是会主观地强调自己言行的正确性。另外，家庭不和睦，老年人得不到后辈的同情、理解和尊重，也容易犯固执的毛病。

固执的老人其实是孤单的、敏感的、寂寞的，需要儿女的关注、关怀、体谅。那么与这样的老人沟通，怎样才能避免争执呢？不妨按照以下的原则做起：

1. 老年人要多学习，接受新事物和新知识，不断改变自己的认识，适应变化了的环境。

2. 后辈不要顶撞老人，要肯定老人出发点是好的，可能方式有些欠妥，但是当你知道他是为你好时，顺应一下老人的心思又有何妨呢？

2. 老人退休之后，往往怀疑自己没有了存在的价值，所以后辈要多肯定他们的价值，适当满足他们的虚荣心。

3. 老人上了年纪容易唠叨，遇到事情总爱发表自己的意见，此时不要不要试图劝说老人，而是要认真地倾听老人的"唠叨"，可以避免争执。

4. 多谈一些老人感兴趣的话题，拉近与老年人之间的距离，让老人感到亲切与温暖。

避免过劳，子时前入睡

老孙退休之后，一直在家闲着没事干。但在十一黄金周，他决定去山东玩个痛快。济南的趵突泉、泰安的泰山、曲阜的孔庙、青岛的沙滩，他都去逛了一遍，欣赏了各地的风光，见识了各地的人文风情。没想到，回来之后的第二天，老孙突然晕倒在了家里。家人把他送到医院，一检查是突发性脑出血。幸好抢救的及时，老孙才没有性命之忧。医生嘱咐他只能在家静养。

生活中，还有很多跟老孙一样的人，他们因长时间、高强度劳累导致疾病的发生。因此，有"三高"的老年人一定不要过于劳累，即使是出去游玩，也要把握好一定的度。

不仅过度劳累会导致老年人加重病情，睡觉太晚也会导致老年人出现问题。中医提倡老年人最好在子时之前入睡。这是为什么呢？中医认为，人体气血的运行是周期性的循环运行，跟昼夜交替一样。入睡则阳气入五脏以养阴，清醒则阳气出五脏升入脑而有意识。尤其是子时阳气最弱，阴气最盛，是人体最需要睡眠养阴的时候，如果还没入睡，很容易伤阴，导致虚火上炎，进而诱发中风。

另外，还有一项研究证实，每晚比往常早睡有助于防止高血压。研究人员让一些受测者提前一小时睡觉并持续6周的时间，其他的人则是正常的作息时间。结果显现，早睡一小时的人，血压值平均可降8到14毫米汞柱。

老年人尤其是高血压老年人，最好在子时之前入睡，提前睡觉有助于控制血压，血压稳定了，心情才会舒畅。

下下棋，棋中有无穷的乐趣

棋类是一种娱乐活动，深为许多人喜爱，更有善弈者长寿的说法。下棋既可以陶冶性情，又可以带来无穷快乐。尤其对于赋闲在家的老年人来说，是一种有利于身心健康，延年益寿的文体娱乐活动。那么具体说来，下棋对老年人的养生都有哪些方面的帮助呢？

1. 活跃思维，预防衰老。

棋类是一种斗智游戏，再加上棋艺变化无穷，所以经

别让生气伤了你的身体

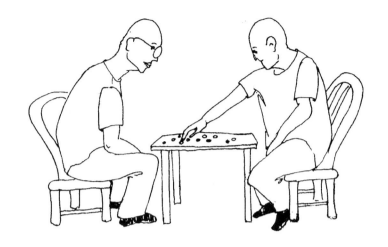

　　常下棋，可以活跃思维，提高神经系统的功能，从而延缓大脑的衰老，有利于延年益寿。英国神经生理学家科斯塞利斯认为：脑子用得越少，越易衰老；脑子用得越多，它的细胞老化的越慢。

　　2. 充实生活，增添乐趣。

　　退休后，老年人总是无所事事，难免会感到无聊。而来上几局全心贯注的对弈，会将内心的孤独寂寞的情绪慢慢地排解出去。在对弈过程中，老年人逐步感到快乐和充实。

　　3. 修身养性，陶冶情操。

　　患有高血压、心脏病、肺病等疾病的老年人，不宜参加剧烈的体育活动，多适合安心静养，以便于保持身体健康。下棋正是讲究气平心静，谋定而动，可以陶冶老年人的性情。另外，在对弈过程中，适当紧张地用脑可以引起中枢神经系统、呼吸系统和内分泌系统的反应，使得心脏活动发生变化，促进周身血液循环，强心健体。

4. 结交朋友，身心健康。

棋类是交友的纽带，可以让你结识更多朋友。以棋会友，能促进朋友交往，增进友谊，减少寂寞感，提高生活乐趣，还会使人心情愉快，从而有益身心健康。

下棋是"棋"乐无穷的养生艺术，但同时老年人还应该注意一些问题：

1. 不要计较输赢。老年人太过于计较输赢的话，势必会过分的激动紧张，这非但不利于老年人的健康，反而有可能会诱发心绞痛和中风。老年人要明白，下棋就是为了找一个乐子，做到了"胜亦高兴败亦喜，贵在友谊和情趣"，才是真正的修身养性。

2. 饭后不要立即下棋。

老年人饭后要休息一会儿，才可以下棋。否则的话，立即下棋会使得大脑处于高度兴奋状态，消化道的供血量减少，进而导致肠胃病和消化不良。

3. 不要耗神过度。下棋耗神过度会导致身心受到伤害，大脑活力和反射能力下降，植物神经功能紊乱，甚至会产生疾病。所以老年人要考虑到自身的情况，千万不能耗神过度。

4. 不要长时间下棋。长时间的下棋会耗费心神，可能会导致血压上升、脑血管破裂等后果。此外，老年人长时间久坐，会使得胃肠蠕动缓慢，消化能力减弱，容易导致

别让生气伤了你的身体

便秘和痔疮。因此，老年人下棋不宜过度，不要废寝忘食，应该适可而止。下完棋后，散散步，缓解一下身心疲劳。

5. 不可熬夜下棋。

下棋最好选择在白天，因为到了夜间老人的生理功能慢慢减退，很容易出现疲劳。如果此时，老年人不能及时休息，那么就会导致身体抵抗力下降，引发疾病。

听听音乐，老人大脑放轻松

对于老年人来说，退休之后转变了角色，心里难免感到孤独与寂寞，甚至会出现身体疾病。而音乐不仅可以陶冶老年人情操，还可养生健体、延年益寿，甚至治疗疾病。节奏鲜明的音乐能振奋人的情绪，优美的旋律和悠扬的乐曲能使人安静、轻松和愉快。音乐对于稳定情绪、降低压力、消除焦虑具有良好的效果。

另外，现代医学证实，音乐能良性刺激整个中枢神经系统，延缓大脑衰老，改善呼吸、循环、消化、泌尿、内分泌系统，促进血液循环，增加胃肠蠕动和消化腺体分泌，有利于新陈代谢。常听音乐对于老年人的养生祛病具有良好的效果。

音乐对于老年人的心理和生理健康都有很大的益处。老年人应该懂得欣赏音乐，充分利用音乐来让自己的身体放松、舒坦。那么老年人听音乐时应该注意些什么问题呢？

1. 音乐旋律以轻快的为宜

通常说来，老年人要选择古典音乐或是旋律比较轻快、舒缓的乐曲。舒缓的音频振动可以松弛神经与肌肉；幽静柔和的音乐可以稳定血压，促进胃和肠的蠕动，促进食物消化。老年人跟着节拍哼唱，可以让自己忘记不愉快，有一种心旷神怡的感觉。节奏感较强的摇滚乐不适合老年人。

2. 音乐音量不宜过大

音量最好不要超过 60 分贝，否则就会变成噪音，对耳朵造成伤害。

3. 时间不宜过长

一般说来，听一次音乐的时间以控制在 30～60 分钟之间为宜。

读读书，让老人的心静下来

读书是老年人养生保健的另一重要方式，也有利于老年人身心健康。具体表现在以下几个方面：

1. 读书能延缓大脑衰老

许多老年学者、老科学家、老艺术家耳不聋眼不花，其中一个重要原因就是他们经常用脑，大脑经常用就不会萎缩。读书就是大脑思考的过程，有益于脑细胞新陈代谢，延缓大脑衰老。

2. 读书是辅助药物的疗法

药物对于老年人的抑郁、焦虑、孤独、失落感等情绪没有作用。而读书可以调节情绪、平衡人的心理，化解抑郁，有益于身心健康。那些患有慢性病，尤其是神经系统及心理系统障碍的人，阅读不同感情的书，身体恢复会很快。

3. 读书让人充实

老年人养成了读书的好习惯，就可以让烦躁的心静下来。心一旦静下来了，就不会感到生活的烦恼和无聊。

当然了，老年人要注意有选择性地读书，并且劳逸结合，连续读了一个小时的书，要出去走走，缓解一下大脑疲劳。

养花种草，老人怡然自得心更宽

养花不仅可以美化环境，又可以净化空气，还有益于身心健康。秦汉时期的《神农本草经》中就有用花卉治病的记载。绿色植物可过滤和吸收放射性物质、消除噪音，在静谧、芬芳的绿色环境中，人体血流缓慢，呼吸均匀，心情舒畅。那些患有心脑血管病、高血压、神经衰弱及呼吸道等疾病的老年人在这种环境中生活，可以有效地缓解病情。如今，很多国家也兴起了园艺治疗法，很多老人在育种、施肥、修枝、杀虫、浇水等过程中，不仅让身体得到了锻炼，而且也调节了机体神经系统功能，有利于预防失眠症、孤独症等。

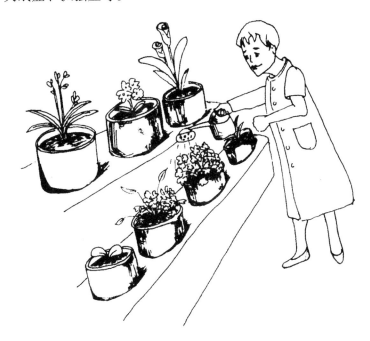

　　养花对健康的作用，可以通过民间的很多谚语看出来："常在花间走，能活九十九"、"花中自有健身药"、"养花种草，不急不恼，有动有静，不生杂病"、"树木花草栽庭院，空气新鲜人舒展"等等。

　　那么老年人适合养什么样的花草，又该注意些什么呢？

　　1. 不同的花卉具有不同的功效，老年人应该根据自身的身体状况，选择适合自己的。如：患有糖尿病、动脉硬化的老年人，可以选择仙人掌。仙人掌可以舒筋活血、滋补健胃、降低血糖。患有慢性咽喉炎的老人可以选择金银花。金银花有消炎杀菌的功效，可以治喉咙肿痛。

2. 室内花卉数量不宜过多。花卉要进行光合作用，到了夜间吸进氧气，放出二氧化碳。如果室内花卉数量过多，会导致室内氧气缺乏，对老年人健康有害。

3. 不宜养有危害的花卉。夜来香散发出的香味会导致老年人气喘烦闷；兰花的香味会让人产生恶心、眩晕、乏力等症状；郁金香花中含有毒碱，长时间吸入的话会发生头昏。血压偏高或是花香过敏者最好不要选择这些花卉来养。

4. 养花要细心、有耐心。

养花的每一个环节都要认真对待，并且要坚持下去，只有这样老年人才能从中得到乐趣，达到养生的目的。

陪孙辈玩耍，有益身心健康

现实生活中，看电视成为老年人饭后的一种消遣方式。据一项调查显示：很多老年人喜欢看"新闻联播"、"夕阳红"、"今日说法"、"实话实说"等节目外，也有一部分人喜欢看少儿类节目。事实上，少儿节目深受老年人的欢迎，老年人经常看少儿节目，对于自己的身心健康是有很大好处的。

心理学辅导专家指出，少儿节目中儿童的表演不像成年人的演出那样"做作"、"假惺惺"。儿童本来天真烂漫、

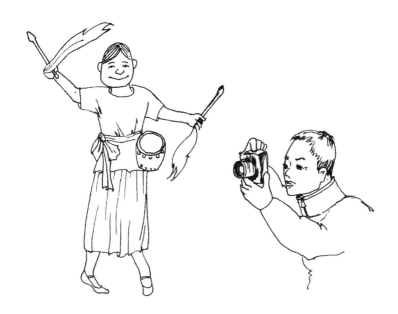

活泼可爱、具有感染力，其表演能给人带来向上、开朗、亢奋、欢乐之感，可以帮助老年人排遣抑郁、孤寂、无助、烦躁、紧张等不良心理情绪。

老年人陪孙辈看少儿节目，可以在浓浓的亲情中享受幸福的天伦之乐，可以变得轻松活泼。具体说来，有哪些方面的好处呢？

1. 唤起童心

轻松愉快的少儿文艺晚会，生动活泼的动画片，儿童现场演出，这些都能唤起老人的童心。老年人回想起自己年轻时候的事情，不仅精神振奋，而且还可以找到共同语言，拉近老年人和孙辈们的距离。

2. 增加活力

优秀少儿节目能一扫老年人的暮气，增加老年人活力。

別让**生气**伤了你的身体

大部分益智类少儿节目对于开动老年人的脑筋，延缓衰老也非常有帮助。

3. 寄托希望

老年人从少儿节目中看到天真活泼、有朝气和想象力的下一代，会感到未来有了寄托，从而充满希望。这有利于老年人保持积极的心态。

4. 生智开慧

与孙辈共同看少儿节目是很有趣的一项活动。有时，小孙子、小孙女提出千奇百怪的问题让自己回答，本身就是一种亲情的沟通，可以让自己的生活更加充实。

享受网络，赶赶年轻人的时髦

清淡饮食、适量运动和早睡早起，这是很多老年人的长寿秘诀。殊不知，在科技发达的今天，还有一些行为成为了老年人长寿的秘诀，如写博客、玩电子游戏、上网等等时髦行为。上网不再是年轻人专利，老年朋友也可以赶赶时髦，享受上网的乐趣。专家说："赶潮流有益身心健康。无论老人们是否利用这些科技，至少他们知道如今流行些什么。"

时尚的网络方式已经被越来越多的老年人青睐，那么上网究竟能给老年人带来哪些方面的好处呢？

1. 老年人可以借助网络了解医疗保健、心理咨询、新闻、购物等方面的信息，丰富了知识。上网看电影、电视剧、游戏等娱乐方式，不仅让老年人开阔眼界，增添生活的乐趣，而且还丰富了老年人的精神文化生活，增添精神上的乐趣，提高老年人的生活质量。上网是老年人健康和长寿的需要。

2. 操作鼠标和键盘，可以分调动脑细胞的活性，迫使大脑思考，增强智力，延缓大脑衰老，能有效防止老年痴呆的发生。互联网也是治疗抑郁症的一种途径，研究显示上网老年人患抑郁症概率较低。

3. 老年人上网可以广交朋友，无论什么人都可以成为网友。跟网友聊天，可以充实生活，消除内心的孤独感和郁闷烦躁的情绪。

网络给老年人带来了精神上的享受，但是老年人的身体毕竟不如年轻时，因此一定要考虑自身的健康状况，做到科学上网。那么老年人上网该注意哪些问题呢？

1. 不宜连续长时间上网。

有些老年人学会了上网，一直有新鲜劲，于是就乐此不疲。时间一长就容易引发疾病，如久坐会加重心血管负担导致血压升高；导致慢性病复发；引起颈部肌肉紧张、视力下降。所以，每天上网时间不宜太长。通常情况下，老年人每天将上网时间控制在两个小时之内，每隔半小时需休息10分钟为宜。还应注意，坐姿要端正，跟电脑屏幕保持适当距离。

2. 保持积极健康的心态。

別让生气伤了你的身体

　　网络毕竟是虚拟世界，与现实世界是有差距的。如果老年人一味沉浸于虚拟世界，不愿跟子孙交流，很容易会导致精神紊乱。老年人将网络当成是一种调适生活的工具就可以了，要跟子孙多交流，保持积极健康的心态。

跳跳广场舞，老人心情会畅然

　　早上到公园或是广场散步，总会看到不少老年人聚集在一起翩翩起舞，这已经成为一道亮丽的风景线。

　　退休后，老年人赋闲在家无事可做，于是选择了舞蹈这项娱乐活动。事实上，舞蹈运动是世界上最好的安定剂，好处还真不少，既能结交朋友，又能促进身心健康。当音乐响起，全身也随之动起来，自由的舞姿、大幅度的动作可以身体的各个部分充分舒展，起到舒经活络的作用。优美的轻音乐还会愉悦身心，缓解紧张情绪，神经肌肉的紧张消除疲劳，有助睡眠，甚至还能避免抑郁症、孤独症、阿尔茨海默病等。另外，跳舞还可以是老年人体形健美，都显得年轻有活力。

　　跳舞是一种美好的享受，是一项有益健康的运动，这已经得到老年人的认可。然而，对于跳舞，老年人还有一些误区，因此要格外注意，要根据自身健康状况，选择适合自己锻炼的老年舞。**一般说来，老年人跳慢步舞和中步舞最为合适，快步舞可以基本不用考虑。**

具体说来，老年人要注意以下几个方面：

1. 老年人不宜到人多拥挤的地方跳舞，以免被他人碰倒，或是引起呼吸不畅。应该选择人员较少，场地较大，空气流通顺畅的地方。

2. 不宜饱腹起舞。老年人消化机能不如年轻人强，饱腹跳舞会影响消化功能，严重的话还会诱发胃肠道疾病。

3. 不宜穿硬底鞋、高跟鞋。硬底鞋弹性差，地面的反作用力会对小腿肌腱和关节组织，造成损伤。舞场地面平滑，穿硬底鞋跳舞容易滑倒，出现扭伤腰部或发生骨折的现象。患有骨质疏松的老年女性更不能穿着高跟鞋跳舞，否则会对膝盖、脚跟部位造成伤害。老年人可以考虑带护膝，保护膝盖。

4. 不宜跳过于剧烈的快步舞。老年人的各项机能都弱，剧烈的快步舞会导致老年人呼吸急促、心跳加快、血压骤升，有可能会使得心血管破裂，加剧心血管疾病。

5. 要注意保暖。跳几支舞后，老年人会全身冒汗、口干舌燥，这都是正常的。此时，老年人要注意，不要脱衣服降温。否则会出现感冒，以及其他疾病。老年人更不要用冷饮降温，以免出现呼吸道疾病。

6. 患病老人跳舞要慎重。患有耳源性眩晕、颈椎综合征等头晕的老年人，常常会摔倒，导致骨折或扭伤。患有传染病的老年人最好不要到人群中跳舞，以免传染他人。心血管疾病老人更要慎重，以免出现严重后果。

7. 不宜长时间跳舞。

别让生气伤了你的身体

老年人不宜长时间跳舞，毕竟长时间跳舞会让老人吃不消。一般说来，老年人跳一刻钟后就休息几分钟，跳舞的时间加起来在一个小时之内为宜。

养只小动物，排遣孤独寂寞感

老人退休之后无事可做，再加上子女不经常在身边，或痛失老伴，缺乏各种能倾诉的对象，很容易会出现各种负面心理。比如：焦虑症、忧郁症、孤独症等等。这些对于老年人的身心健康都是不是极为不利的，如果不及时调节可能会导致更严重的后果。为了排遣老人心中的各种苦闷，消除寂寞感，养宠物就是非常不错的一种选择。

养宠物有助于老年人的生理和心理健康。小宠物是孤独老年人的"开心果"，偶尔撒撒娇，每天逗主人开心，既能给老人解闷，又能带来快乐；而老人可以带着小宠物逛街、散步、锻炼身体，让自己的生活变得更加有滋有味。

另外，宠物是老年人生活的"伴侣"、倾诉的对象、情感的依托。老人遇到不开心的事情，可以跟小宠物唠叨唠叨，这种交流可以帮助老年人排解不良的情绪。

老人养宠物好处多多，那么老年人都适合饲养哪些宠物呢？

1. 小狗。老年人赋闲在家，不时会感到寂寞，可以养一只小狗。狗一直是人类的好朋友，机灵可爱，能感受到主人的各种情绪。

2. 养鸟。养鸟健体又益智，它们动听的歌唱，会愉悦身心。另外，以鸟会友，可以扩大交际圈子，对身心健康都有帮助。

3. 金鱼。金鱼的饲养不仅具有观赏价值，而且还能让人变得充实，获得快乐和成就感，有利于抵抗消极情绪。

老年人养宠物，是为了排遣心中的孤独寂寞，但也要科学饲养，以免对自己的身心产生不良的影响。要注意以下几个方面：

1. 老年人要选择跟自己"对脾气"的宠物。喜欢动的老年人，不要选择安静的宠物；喜欢安静的老年人，不要选择好动的宠物。只有宠物的性格跟老年人"对脾气"，那么相处起来才会融洽。

2. 一般的老年人，最好选择乖巧的小型犬。它们对主人依赖性强，比较听话，照料起来也非常方便。身体健康，喜欢锻炼的老年人，可以选择中型犬，如斗牛犬。不过，遛狗时要小心，不要被狗绳绊倒。

3. 预防"宠物依赖症"。有的老年人失去宠物，会出现抑郁、哭闹甚至绝食等现象，进而出现各种精神障碍。宠物死后，老年人不要过于悲伤，而是要平静面对，可以选择再养一只，抚慰受伤的心灵。

4. 无论养什么宠物，饲养之前、饲养当中都要进行检查。宠物的肠道寄生虫和皮肤的真菌感染可能会传染老年人，诱发结核病、布氏杆菌病，有损老年人身体健康。

放放风筝，把不愉快放到九天之外

放风筝益处多多，它是一项全身的运动，益处是多方面的。从科学角度讲，它既能增进人体健康，预防疾病，又能调节老年人的情绪，让老年人有一个好心情。具体来说，放风筝具有以下的益处：

1. 消疲健脑

放风筝时，心无杂念地关注空中飞舞的风筝，腿奔手拉，眼要仰望远眺，使人精神愉快，消除焦虑。

2. 增强体质

借助野外放风筝，晒晒太阳，呼吸新鲜空气，既享受了大自然的美景，又舒展筋骨促进全身血液循环、扩张毛孔、泄热散郁，还能增大肺活量，有吐故纳新、促进代谢、维持身体内分泌平衡等作用。

3. 锻炼身体各部位

放风筝锻炼人的腿、臂、腕、手、腰、肘等各个部位，达到疏通经络、调和气血的目的。

4. 改善视力

在空旷的户外放风筝，可以调节视力，消除眼肌疲劳。中老年人在放风筝时要注意保护颈部，头颈不要长时间后仰，而应后仰与平视交替，以平视为主。

5. 陶冶情操，净化心灵

仰观扶摇直上的风筝，可催人奋发向上，意气风发。

在空气新鲜的郊野放风筝，在娱乐中呼吸清新的空气，会让人精神振奋，心旷神怡，什么烦闷，什么不愉快，都会随着风筝飘向天际，消散于万里晴空。

老年人在获得心理愉悦的同时，还要注意以下事项：

1. 在风筝的地点选择上要选择宽敞的非交通道路，注意周围地面情况，路面要平整，没有沟沟坎坎，事先观察好运动范围内的建筑物情况。因为在放风筝的过程中人总是在倒行，所以要尤其注意防止摔伤。

2. 注意观察周围是否有癫痫，防止因风筝与癫痫接触发生触电事件，要尽量保持风筝的干爽，如果挂在电线上不要贸然拉动风筝。

3. 由于风筝运动的特性，需要人长时间仰头，同一个姿势要保持较长的时间。因此，老年人在参与这项运动的时候要尽量避免突然转头，以防止脑血管的突然收缩，同时根据自己的身体状况调节参与运动的时间长短。

4. 有呼吸系统疾病和心血管疾病的老年人尽量避免在喧闹的活动场地长时间进行放风筝运动。

5. 在天气暖和的时候放风筝，要注意防晒，避免日光性皮炎以及烈日下脱水等。

附　录

控制脾气的常用方法

在生活和工作中，难免遇到不顺心的事情。在很多情况下，如果不自控，冲突会愈演愈烈，会影响工作和伤害感情。因此，掌握一些自我息怒的心理技巧，对人的身心健康和事业发展都有好处。

1. 提高修养

培养宽阔的胸怀，良好的心态，正确的思维方法和提高理性控制的能力。对人要宽容大度，将心比心，不斤斤计较。当遇不平之事时，也应该心平气和，冷静地、不抱成见地让对方明白他的言行之所错，而不应该迅速地做出不恰当的回击。从而剥夺了对方承认错误的机会。

2. 意识控制

当愤愤不已的情绪即将爆发时，要用意识控制自己，提醒自己应当保持理性，还可进行自我暗示："别发火，发火会伤身体"，有涵养的人一般能做到控制。

3. 情境转移

火气上来的时候，对那些看不惯的人和事往往越看越气，越看越火，此时不妨来个"三十六计走为上策"，迅速离开使你发怒的场合，最好再能和谈得来的朋友一起听听音乐、散散步，你会渐渐地平静下来。

4. 承认自我

勇于承认自己爱发脾气，以求得他人帮助。如果周围人经常提醒、监督你，那么你的目标一定会达到。

5. 饮食调节

要少吃肉，多吃粗粮、蔬菜和水果。因为肉类使脑中色氨酸减少，大量肉食会使人越来越烦躁。保持清淡饮食，心情会比较温和。此外，气温超过35℃时，出汗多致使血液黏稠度升高，也会引起人烦躁不安的情绪，多喝水可以起到让血液稀释的作用，让心情平和下来。

6. 平心静气

心理专家提出了让人平心静气的三法则：第一，降低声音。因为声音对自身的感情会产生催化作用，从而使已经冲动起来的情绪表现更为强烈，造成不应有的后果。第二，放慢语速。因为个人感情一旦掺入，语速就会随之变快，容易引起冲动。第三，胸部挺直。因为情绪激动，语调激烈的人通常都会胸部前倾，一旦胸部挺直，就会淡化冲动紧张的气氛。

7. 医疗保健

如果脾气暴躁经常达到无法自控的程度，美国近期的一项研究显示，这些人有可能患上了名为"间歇性暴怒症"的心理疾病。通过抗抑郁药加上行为治疗，就可有效治疗。